(AUS DER PSYCHIATRISCHEN KLINIK UND POLIKLINIK
DER UNIVERSITÄT ZÜRICH. DIREKTOR: PROF. BLEULER)

UNTERSUCHUNGEN AN 70 EXHIBITIONISTEN

HABILITATIONSSCHRIFT

ZUR

ERLANGUNG DER VENIA LEGENDI

DER

MEDIZINISCHEN FAKULTÄT

DER

UNIVERSITÄT ZÜRICH

VORGELEGT IM JANUAR 1926

VON

DR. MED. JOHN E. STAEHELIN
II. OBERARZT DER KLINIK

SPRINGER-VERLAG BERLIN HEIDELBERG GMBH 1926

ISBN 978-3-662-39082-5   ISBN 978-3-662-40063-0 (eBook)
DOI 10.1007/978-3-662-40063-0

Unter den Sexualverbrechen gelangen die exhibitionistischen Handlungen schon deshalb am häufigsten zur gerichtlichen und psychiatrischen Beurteilung, weil sie in der „Öffentlichkeit" vorgenommen zu werden pflegen. Darüber, wie häufig diese Delikte begangen werden, können die Kriminalstatistiken keinen sicheren Aufschluß geben, weil gerade die Exhibitionen zu den Verbrechen gehören, bei denen die Verzeigungen bei der Polizei aus den verschiedensten Gründen bald lässig, bald intensiv erfolgen. Es läßt sich daher nie mit Gewißheit feststellen, ob die Zahl der Delikte bzw. der Täter oder ob bloß die Zahl der Verzeigungen sich im Verlauf der Jahre ändert. Ein Vergleich entsprechender Statistiken zweier Schweizer Städte, Zürich (ca. 200 000 Einwohner) und Basel (ca. 140 000 Einwohner), ist trotzdem lehrreich.

	Zahl der Anzeigen wegen exh. Handlg.:		Zahl der arretierten Exhibitionisten:	
	Zürich	Basel	Zürich	Basel
1913	126	72	48	17
1915	120	46	34	13
1916	105	43	30	3
1923	206	52	33	15
1924	198	62	48	12

Beiden Städten gemeinsam ist eine geringe Abnahme der Delikte während der Kriegsjahre; man wird nicht fehlgehen, wenn man sie auf den Rückgang des Alkoholkonsums während der Kriegsjahre zurückführt, konnten wir doch feststellen, daß 45% unserer Fälle bei allen oder einzelnen ihrer Delikte unter Alkoholwirkung standen. Gewöhnliche chronische Alkoholiker finden sich freilich selten unter den Exhibitionisten (in unserem Material z. B. bloß 2%); umso häufiger exhibieren aber Schwachsinnige und Organische unter Alkoholwirkung. Auch *East*[1]) setzt die Abnahme der in England verhafteten Exhibitionisten von 866 Fällen im Jahre 1913 auf 548 Fälle im Jahre 1922 mit dem Rückgang des Alkoholkonsums in England in Beziehung.

Für das seit dem Kriegsende nachweisbare Wiederansteigen der Exhibitionsdelikte in den beiden Schweizerstädten wäre dann die rapide Zunahme des Alkoholismus in der Schweiz seit Kriegsschluß verantwortlich zu machen. Nun scheinen aber die allerdings zu kleinen und zu wenig sicheren Zahlen zu beweisen, daß in Basel der Exhibitionismus nicht nur keine „Fortschritte" macht, sondern zurückgeht (in den Jahren 1900—1904 wurden dort 94 Exhibitionisten gerichtlich beurteilt gegenüber bloß 48 in den Jahren 1920—1924), während in Zürich wenigstens die Zahl der angezeigten Fälle gegenüber den Vorkriegsjahren stark zugenommen hat, die Zahl der arretierten Exhibitionisten freilich nicht. Entweder werden demnach weniger Täter ermittelt oder mehr Anzeigen erstattet als früher. Beides ist wahrscheinlich*). Für ein Umsichgreifen des Exhibitionismus in Zürich spricht auch, daß die Zahl der neuen Exhibitionisten, die zum erstenmal verhaftet werden, verhältnismäßig recht groß ist (1924 betrug sie z. B. 35 von 48 Tätern). Als Ursache dieser Ausbreitung kann nicht bloß der zunehmende Alkoholkonsum, der in Basel ebenfalls zu verzeichnen ist, in Betracht kommen. Es ist möglich, daß diese Delikte in Zürich aus hier nicht auszuführenden Gründen eine größere Beachtung finden und deshalb „ansteckend" wirken, und daß das mondänere Zürich „erotisierender" wirkt als Basel. Wir werden uns aber schon deshalb hüten, den Exhibitionismus als ein Zeichen „sittlicher Verrohung" zu beurteilen, weil die Mehrzahl der „essentiellen" Exhibitionisten, wie unsere Untersuchungen ergeben, moralisch nicht nur nicht minderwertig, sondern sogar gut veranlagt ist. Die Zunahme des Exhibitionismus in Zürich wurde auch, von amtlich juristischer Seite, damit in Beziehung gesetzt, daß hier während einiger Jahre die große Mehrzahl der Fälle Psychiatern zur Untersuchung überwiesen wurden, und daß deshalb mehr Fälle der Strafverfolgung entgingen. Aus unserem und *Strassers*[2]) Material ergibt sich aber, daß die Resultate der strafrechtlichen Verfolgung der Exhibitionisten bedeutend schlechter sind als diejenigen der ärztlich-administrativen Behandlung; zudem zeigen die zwei letzten Jahre, während welcher die strafrechtliche Ahndung wieder in den Vordergrund trat, daß die Zahl der Delikte nicht abnahm und daß viele neue Täter auftauchten.

---

*) Die Stadt Zürich hat seit 1923 angesichts der vielen Anzeigen für die Verfolgung der Exhibitionisten und die Kontrolle der beurteilten Fälle einen besonderen Detektivkorporal bestimmt, der seine Aufgabe geschickt und taktvoll erfüllt. Wir erfuhren von ihm, daß viele Anzeigerinnen sich auffallend wenig genieren bei ihren doch recht peinlichen Angaben und daß aus höheren Gesellschaftskreisen fast nie Anzeigen erstattet werden; ferner, daß das Raffinement in bezug auf Unkenntlichmachen und Entweichen zunehme, daß gewisse Exhibitionisten von auswärts im Auto in die Stadt fahren, um hier zu exhibieren und dann wieder zu verschwinden.

Die somit gerade in Zürich wieder offenbar gewordene große praktische Bedeutung des Exhibitionismus rechtfertigt die vorliegenden Untersuchungen an den 70 Exhibitionisten, die unserer Klinik und Poliklinik während der Jahre 1903 bis 1923 zur Begutachtung überwiesen wurden.

Der Exhibitionismus ist eng mit der Entwicklung des sexuellen Schamgefühls verbunden, das sich nach *Müller-Lyer*[3]) weder bei den Kindern noch in der Epoche der „primitiven Liebe" findet. Erst mit dem Bedürfnis, sich zu schmücken und, auch zum Schutze, Kleider zu tragen, wird das Schamgefühl auf gewisse Körperteile gelenkt (Gesicht-, Fuß-, Nabel-, Kopfhaarscham). Bei einzelnen primitiven Völkern tragen hauptsächlich die Männer Schmuck und zeigen dann ein stärker entwickeltes Schamgefühl als die Frauen. Es läßt sich ferner nachweisen, daß bei gewissen Primitiven Männer und Weiber die Genitalen nicht aus Schamgefühl verhüllen, sondern um durch das Unbekannte anzulocken. Bei den antiken Völkern war das geschlechtliche Schamgefühl noch recht mangelhaft ausgebildet. (Die Ägypter stellten ihre Götter teilweise mit demonstrativer Betonung des Geschlechtsteils dar. Bei den Römern ritten Jungvermählte auf dem Penis des Tutunnus, eines ithyphallischen Götterbildes; der Gott Priapus mit aufgerichtetem Penis war als Sinnbild der Fruchtbarkeit in Gärten und Feldern aufgestellt.) Auch im Mittelalter herrschten vielfach trotz äußerst strengen kirchlichen Sittengesetzen sehr laxe sexuelle Schambegriffe. (In den deutschen Badestuben pflegten die Männer und Frauen gemeinsam zu baden, diese völlig nackt, jene bloß mit einer Schambinde bedeckt. In den oft gemeinsam benützten Schlafräumen ging man völlig entkleidet zu Bette.)
Dementsprechend lassen sich auch in der Gesetzgebung dieser Zeitepochen verhältnismäßig wenig Strafbestimmungen über Sexualvergehen nachweisen. Das alte römische Recht [*Mommsen*[4])] überließ bis ins 8. Jahrhundert der Stadt die Ahndung der Vergehen gegen die Sittlichkeit der Strafgewalt des Hausvaters und der zensorischen Rüge. Die „Lex Julia de adulteriis" (17 Jahre v. Chr.) stellte Ehebruch, Stuprum, Kuppelei und Inzest unter öffentliche Strafe. In Fällen von Belästigung durch exhibitionistische Akte konnte evtl. die Injurienklage erhoben werden. Als iniuria galt bereits im alten römischen Recht jede die Ehrbarkeit anständiger Frauen verletzende Handlung, so die unschickliche Begleitung auf öffentlichem Wege (adsectari), das unzüchtige öffentliche Ansprechen (appellare), die Entfernung von Begleitpersonen (comitem abducere). Das alte deutsche Recht ist in bezug auf die Bestrafung von Sittlichkeitsverbrechen noch unergiebiger als das römische, so sieht z. B. die Lex Baiuvariorum (Mitte des 8. Jahrhunderts) eine Buße von 6 Schillingen vor für unzüchtiges Anfassen, von 12 für Auflösen der Haare, für unzüchtiges Zerren der Kleider, für Beschreiten eines fremden Ehebettes uno pede, während der vollendete Ehebruch mit dem Wergelde, die Vergewaltigung einer Jungfrau mit 40 Solidi gebüßt wurde [*Brunner*[5])]. Während das kanonische Recht schon unsittliche Gedanken und Wünsche unter Strafe stellte, werden in der Carolina (1532) bloß Strafbestimmungen für widernatürliche Unzucht, Inzest, Entführung, Notzucht, Ehebruch, Bigamie und Kuppelei erwähnt. Daneben enthalten die Reichspolizeiordnungen Strafvorschriften über das Stuprum, das Konkubinat und das Halten von Bordellen. Die staatlichen Strafandrohungen bei Sittlichkeitsdelikten erfuhren bis zum 18. Jahrhundert eine starke Verschärfung, worauf, unter dem Einfluß der Aufklärungsliteratur, ein Rückschlag erfolgte [*v. Liszt*[6])]. — Das Vorbild der heutigen schweizerischen und deutschen Strafbestimmungen über die öffentliche Vornahme unzüchtiger Handlungen oder Erregung von öffentlichem Ärgernis — unter diesem Titel findet heute in den meisten Rechten die Bestrafung exhibitionistischer Akte

statt — ist der Art. 330 des französischen code pénale: „Toute personne qui aura commis un outrage public à la pudeur sera puni . . .“

Der Ausdruck „Exhibitionismus“ wurde bekanntlich von *Lasègue*[7]) (1877) geprägt. In und nach seinen Publikationen wurde die Exhibition definiert als öffentliches schamloses Entblößen der Genitalien ohne andere Manipulationen vor Mädchen und Frauen, in der Absicht, von diesen gesehen zu werden. Als typische Merkmale der exhibitionistischen Handlung galten Wiederholung der Demonstrationen zur selben Zeit und am selben Ort, Verzicht auf jede andere unzüchtige Manipulation und jeden Versuch, mit den weiblichen Personen in nähere Beziehung zu treten. Diese Handlungen imponierten schon durch die Art ihrer Ausführung als krankhaft; es waren denn auch hauptsächlich Paralytiker und Senile, an denen *Lasègue* seine Beobachtungen anstellte. Später mußte diese enge Umschreibung der Exhibition erweitert werden: *Krafft-Ebing*[8]) u. a. sahen Epileptiker und Schwachsinnige, welche ohne Rücksicht auf Ort und Zeit und oft ohne erkennbare Absicht, bei den Demonstrationen ihrer Genitalien gesehen zu werden, exhibierten. Als Exhibition wurde jetzt daher jede schamlose öffentliche Entblößung der Genitalien bezeichnet und als Grundlage dieser Handlung bedeutende Schwäche der intellektuellen und ethischen Funktionen oder bedeutende Bewußtseinstrübungen angegeben. Später, unter dem Einfluß der Forschungen von *Magnan* über das degenerative Irresein, wurde man auf diejenigen „hereditär Entarteten“ und „Psychastheniker“ aufmerksam, welche sich durch mannigfache Perversitäten ihres Geschlechtstriebes auszeichneten, z. B. durch immer wiederkehrende Exhibitionen mit Zwangsvorstellungen und Zwangsimpulsen, anfallsweise auftretenden „unwiderstehlichen Drangzuständen“ und Dämmerzuständen mit ängstlicher Unruhe vor der Tat, gefolgt von Erleichterung und Beruhigung nach derselben. — Gegen Ende des letzten Jahrhunderts schilderten *Hoche*[9]), *Schäfer*[10]), *Seiffer*[11]) u. a. Fälle von „zweckbewußten, gewohnheitsmäßigen“ Exhibitionisten „auf der Scheide zwischen Krankheit und Gesundheit“, bei welchen sich die Exhibition „zugleich als eine Frucht und als ein höheres Mittel zum Zwecke der Onanie“ darstelle. Ein „essentieller“ Exhibitionismus wurde dem bisher vorwiegend erforschten „symptomatischen“, der nicht notwendigerweise aus dem Sexualtrieb hervorgehen muß, zur Seite gestellt. Rein äußerlich erfuhr der Begriff der Exhibition dadurch eine Erweiterung, daß er, zuerst von *Lalanne*[12]), auch auf die Entblößung der Glutäalgegend, des ganzen Körpers und, beim Weibe, der Brüste ausgedehnt wurde.

Auf die Erforschung der Entstehungsweise und des „Sinns“ des „essentiellen“ Exhibitionismus konzentrierte sich nun das Hauptinteresse. Schon vor 1900 war man, angeregt durch die Forschungen von *Krafft-Ebing, Charcot, Magnan* an Fetischisten und durch die von *Binet* für die Entstehung der Homosexualität aufgestellte Theorie auf die Bedeutung von an sich geringfügigen sexuellen Jugenderlebnissen aufmerksam gemacht worden, infolge welcher die Sexualaffekte nicht mit den normalen Vorstellungen (des Sexualaktes usw.) verknüpft werden. Die determinierende Wirkung dieser Erlebnisse wurde, z. B. von *Ziehen*[13]), ganz allgemein auf die psychopathische Veranlagung und die für sie charakteristische Tendenz zur Bildung „überwertiger Vorstellungen und Vorstellungsverknüpfungen" zurückgeführt. Andere, z. B. *Thomsen*[14]), betonten die Bedeutung eines besonders frühzeitig sich geltend machenden Sexualtriebes, der sich in Onanie ohne sexuelle Vorstellungen spezieller Natur äußere; durch irgendeinen Zufall — z. B. das Lachen einer die Masturbation beobachtenden Frau — werde dann der „psychische Faktor hineingetragen" und führe später zur Exhibition. *F. Leppmann*[15]) u. a. gaben an, daß die meisten Exhibitionisten Gewohnheitsonanisten „mit Phantasieunzucht" seien. Da man beim Erwachen des Geschlechtstriebes sich die Genitalien zu zeigen pflege, bleibe diese Erinnerung mit der Onanie erhalten oder werde dann, wie z. B. *Rutgers*[16]) ausführte, wieder wirksam, wenn in späterem Alter der „Reizhunger" [*Hoche*[1])], das Bedürfnis nach Reizvariation sich steigere. Für *A. Leppmann*[17]), *Frank*[18]) u. a. sind nicht nur Erinnerungen an Vorfälle beim Erwachen der ersten sexuellen Reizungen (gegenseitiges Beschauen der Genitalien), sondern auch äußere Zufälle des späteren Lebens (Beobachtetwerden beim Urinieren und Masturbieren mit Äußerungen des Wohlgefallens von seiten der Beobachterin) wichtige Determinanten für die Entstehung der Exhibition. *Magnus Hirschfeld*[19]) warnte vor der Überschätzung der „exogenen Momente"; ihm scheinen die vielen Gemeinsamkeiten der Exhibitionisten — Gesichtsbildung und -Ausdruck, ein gewisser psychischer Infantilismus, Auslösung der Delikte durch den Anblick besonders der Beine halbwüchsiger Mädchen — „für das wichtige endogene Moment", für eine „spezifische sexuelle Zielstrebigkeit sui generis" zu sprechen. — Für die Psychanalytiker ist der Exhibitionismus wie die übrigen Perversitäten der Ausdruck einer Entwicklungshemmung („Infantilismus") oder einer Regression der Libido auf jenes frühere autoerotische Stadium der Sexualität, in welchem sexuelle „Partialtriebe" der Lustgewinnung an den „erogenen Zonen" dienen. Maßgebend für den Stillstand oder Rückgang der Sexualentwicklung, für das Scheitern der Sublimierungsversuche, sind konstitutionelle Faktoren — z. B. besonders intensive „perverse Triebe" — oder akzidentelle Lebenseinflüsse — sexuelle Erlebnisse, Inzestkomplex [*Stekel*[20])].

Nicht nur der Entstehungsweise, sondern auch dem „Sinn", der psychologischen Bedeutung der Exhibition wurde in zunehmendem Maße Beachtung geschenkt. Einzelne Autoren sehen, wie bereits bemerkt, in ihr bloß ein Mittel zur Onanie; nach *Friedländer*[21]) z. B. beabsichtigt der Exhibitionist, seine potentia coeundi vorausgesetzt, bloß einen „präparatorischen Akt", dem die Onanie folgt. Auch *Kraepelin*[22]) faßt den Exhibitionismus als „einfache Abart der Onanie" auf; die Exhibition ist dann Nebensache, die Hauptsache ist die Befriedigung des in diesen Fällen stark gesteigerten Geschlechtstriebes. Demgegenüber wurde von anderen Autoren [*Näcke*[23]), *Siemerling*[24]), *A. Leppmann, Moll*[25])] darauf hingewiesen, daß die Exhibition nicht immer und nicht bloß der eigenen sexuellen Befriedigung diene, sondern daß sie auch eine Wirkung auf die Opfer beabsichtige, durch welche dann freilich eine Steigerung der eigenen Geschlechtslust erzielt werden kann: Der Exhibitionist bezweckt bei der Person, welcher er seine Genitalien demonstriert, Neugierde und sexuelle Erregung hervorzurufen oder ihr Schamgefühl zu verletzen und sich in sadistischer Weise an ihrer Verlegenheit und ihrem Erschrecken zu weiden oder sich selbst in masochistischer Weise zu demütigen und zu erniedrigen. *Schuster*[26]) und *Heubner*[27]) wiesen auf den Reiz des moralisch und strafrechtlich Verbotenen als einer weiteren Quelle der Exhibition hin.

Während somit die Entwicklungsmechanismen und die psychologischen Wurzeln des Exhibitionismus vielfach wissenschaftlich bearbeitet worden sind, ist der Boden, der ihre Entstehung und Wirksamkeit ermöglicht, bis jetzt nicht genauer untersucht worden. Man zählte die einzelnen Psychosen auf, bei denen Exhibitionismus „als Symptom" beobachtet wurde, und begnügte sich meistens damit, bei dem „essentiellen" Exhibitionismus eine psychopathische Veranlagung oder gar einen Moraldefekt im Sinne des „Lasters" als Entstehungsbedingung anzunehmen. Versuche, die Eigenart dieser abnormen Persönlichkeiten — und das sind fast alle Exhibitionisten — näher zu beschreiben, fehlen nicht, sind aber selten im Vergleich zu entsprechenden Studien z. B. an den Homosexuellen und meistens entweder zu allgemein gehalten oder dann nur hie und da bei der Beschreibung gewisser Fälle mehr oder weniger eingehend durchgeführt. *Magnus Hirschfeld*[19]) spricht von einem „gewissen psychischen und psychosomatischen Infantilismus", der allen diesen Fällen eigen sei; „ihr sonstiger Charakter und ihre Stellung zum Exhibitionismus ist fast bei allen die gleiche . . ." *Kraepelin* erwähnt in seinem Lehrbuch, daß die Verstandesbegabung der Exhibitionisten „eher gut als schlecht sei", daß sie teilweise über eine rege Einbildungskraft verfügen, daß sie ängstlich, wehleidig, empfindlich, weinerlich, bisweilen reizbar seien; im Grunde seien sie gutmütig, manche religiös. Fast allen gemeinsam sei eine Weichheit und Schwäche des Willens. *Frank*[18]) betont die Prüderie mancher Exhibitionisten, ihre Schüchternheit, Unzufriedenheit, ihre Neigung, Unangenehmes durch andere Leute besorgen zu lassen. — Mehr der Kuriosität halber sei eine Schilderung von *Jessner*[28]) beigefügt: Die Exhibitionisten „sind stets kranke, geistig überhaupt nicht vollwertige, halbidiotische Individuen, die man nur bedauern kann, aber doch möglichst bald unschädlich machen, d. h. aus der Öffentlichkeit ausschalten muß".

Wenn wir nun selber im folgenden versuchen möchten, die Exhibitionisten, und zwar besonders die „essentiellen", psychopathischen, näher zu charakterisieren, so veranlaßte uns dazu das Bedürfnis, über die charakterologischen Grundlagen und Auswirkungen des Exhibitionismus größere Klarheit zu gewinnen. Wir fanden bei der Durchforschung einer größeren Anzahl solcher Fälle gewisse Charaktereigentümlichkeiten und Reaktionsweisen so häufig vor, daß wir schon deshalb zur Annahme enger Beziehungen zwischen ihnen und der Entwicklung ihres Exhibitionismus genötigt wurden. Über die Art dieser Zusammenhänge werden wir uns oft nicht mit der nötigen Bestimmtheit äußern können, da die unser Material bildenden 70 Fälle, welche zwischen den Jahren 1903 und 1923 in unserer Klinik und Poliklinik zur Beobachtung gelangten, oft nicht unter genetischen Gesichtspunkten untersucht worden sind, sondern mehr eine deskriptive Charakterisierung erfahren haben. Sie setzen sich fast ausschließlich aus gerichtlichen Gutachtenfällen zusammen, die teilweise nur ambulant untersucht und schon deshalb nicht eindringend analytisch bearbeitet werden konnten. Die Genese der Charaktereigenschaften konnte daher nicht immer genügend geklärt werden, besonders nicht in bezug darauf, ob sie in der Anlage begründet sind oder ob es sich um die Auswirkung von erworbenen Einstellungen, von „Anzüchtungen" usw. handelt. Neben diesen mehr äußerlichen bestehen aber noch prinzipielle Schwierigkeiten: Triebregungen können in der charakterologischen Gestaltung der Persönlichkeit ihren Ausdruck finden — wir erinnern an *Freuds*[29]) „Charakter und Analerotik" —; der „Charakter" wird aber seinerseits die Betätigungsweisen seiner Triebe beeinflussen, so daß eine Wechselwirkung entsteht. Schon aus diesem Grunde werden wir uns nicht bemühen, Beweise für die Auffassung des Exhibitionismus als der Wirkung einer angeborenen „spezifischen sexuellen Zielstrebigkeit sui generis" (*Hirschfeld*) abzuleiten, obwohl das bei unseren Fällen wiederholt beobachtete Vorkommen des Exhibitionismus bei verschiedenen Generationen derselben Familie irgendwie in diese Richtung weisen könnte.

Die Erforschung der Grundlagen des Exhibitionismus, die wir trotz diesen Schwierigkeiten und Bedenken mit dieser Arbeit fördern möchten, bietet nun nicht nur theoretisches Interesse, sondern sie besitzt auch eine nicht zu unterschätzende praktische Bedeutung: Wir werden dadurch in die Lage versetzt, mit größerer Sicherheit bei jenen nicht ganz seltenen Fällen, bei welchen der Tatbestand der Exhibition, weil z. B. der Täter leugnet oder die oft jugendlichen Zeugen nicht urteilsfähig sind, nicht sichergestellt ist, zu entscheiden, ob die Möglichkeit einer exhibitionistischen Handlung überhaupt besteht, oder ob der Charakter des Angeklagten dieses Delikt unwahrscheinlich macht. Ferner werden wir besonders bei den Psychopathen die Möglichkeit erhalten, einzelne Gruppen abzugrenzen, die, weil sie nach (allerdings nicht einheitlichen) charakterologischen Gesichtspunkten geordnet sind, anschaulicher dargestellt werden können und eine exaktere Prognose erlauben, als wenn wir sie nach den mehr oder weniger unbestimmten psychopathologischen Kategorien des Schizoids, Epileptoids, der Psychasthenie usw. ordnen würden oder wenn wir sie nach der Häufigkeit der Delikte in Gelegenheits-, Gewohnheits- und episodische Exhibitionisten einteilen würden. Wir werden versuchen, dieselben Gesichtspunkte und Fragestellungen auch bei den exhibierenden Schwachsinnigen und Schizophrenen anzuwenden und, mehr der Vollständigkeit halber, auch die wenigen Alkoholiker und Organischen kurz betrachten.

Wir beginnen mit der Darstellung einiger typischer Exhibitionisten aus der Gruppe der

I. Psychopathen.

1. Gruppe.

Fall 1. H. M., geboren 1890, Buchdrucker. Vatersvater unehelich geboren, Alkoholiker, hat als Lehrer eine Schülerin sexuell mißbraucht. — Vatersschwester in Anstalt wegen „Schwermut", gestorben an Apoplexie. Vater war früher Alkoholiker, schlechter Lehrer, verschrobener Wichtigtuer. Dessen Bruder starb im Delirium tremens. Die Mutter des Patienten, eine schwächliche Frau, hatte 3 Aborte vor der Geburt des Patienten; die einzige Schwester des Patienten ist „nervös".

Patient litt als Kind an Gichtern, war überempfindlich gegen Geräusche, verheimlichte als Knabe Geld, kaufte dafür Spielsachen unter falschen Angaben, wurde in der Schule wegen seiner roten Haare, seiner körperlichen Schwäche und Unbeholfenheit von seinen robusteren Kameraden ausgelacht, war reizbar, mied die Spiele der Mitschüler, „träumte in allen einsamen Ecken" davon, daß sein Vater „ein schönes Amt" bekleide, den Leuten imponiere, daß er selbst auf einem feinen Pferd an den Leuten vorbeigaloppiere, daß er die Gunst einer Märchenprinzessin gewinne usw. Bei den Kadettenübungen kam er körperlich nicht mit, war ungeschickt, wußte sich aber viel intelligenter als seine Kameraden; „alles empörte sich in mir gegen sie". Als er einmal diese Übungen versäumte, sollte er eine Arreststunde absitzen und blieb, aus Angst davor, einfach der Schule fern. — Während er eine Druckereilehre besuchte, wohnte er in einem Haus, das einem Mädchenpensionat gegenüberlag. Er begann damals, ca. 16jährig, verführt durch einen Kameraden, zu onanieren. Der Anblick solcher Mädchen, deren Kleidung ihre Körperformen hervortreten ließ, weckten einen „quälenden Drang" in ihm, der auch nach Onanie nicht wich. „Je mehr mich die Formen eines Mädchens reizten, desto mehr hatte ich den Drang, ihr meinen Geschlechtsteil zu zeigen. Dabei hatte ich merkwürdigerweise das vage Empfinden, wie wenn sich das Mädchen vor mir entblößte und nicht ich mich vor ihr." Einige der Mädchen erschraken und wandten sich ab, andere waren neugierig, lachten. Irgendein Schamgefühl hatte er nicht beim Exhibieren vor diesen Mädchen, die ihn „wie ein Magnet" anzogen. Vor dem Exhibieren war er von einem „merkwürdigen Unbehagen" beherrscht; nachher

packte ihn die Angst vor dem Entdecktwerden. „Das weiß ich, daß seit jener
Zeit eine unbeschreibliche Unruhe in mir ist, ein dunkler Trieb und Drang, diesem
Laster zu fröhnen, und daß ich etwas wie eine Qual empfinde, wenn ich diese
Triebe nicht befriedigen kann. Wenn ich Mädchen sehe, deren körperliche Formen
mich reizen, dann bin ich meistens gar nicht mehr fähig, diesem Verlangen mit
meinem guten Willen entgegen zu treten. Dieser dunkle Trieb ist dann wie ein
wildes Tier, das nach Blut lechzt und solches gewittert hat. Ich kann es nicht
besser beschreiben. Und in jenen Momenten erkläre ich mich für absolut unfähig,
mich eines Besseren zu besinnen. Nüchtern werde ich gewöhnlich erst, wenn es
durch Onanieren zum Samenerguß gekommen ist oder wenn ich mich entdeckt
glaube und erschreckt werde. Und dann folgt die Qual der Reue und die Angst
vor dem Verklagtwerden. Und so war mein Leben bisher ein Schwanken von
einer Qual zur anderen, und helfen konnte ich mir nie." — Während seiner Teil-
nahme an einem religiösen Verein vermochte er während kurzer Zeit seinen Exhibitionsdrang zu überwinden; bald kehrte er aber in verstärktem Maße zurück.
19jährig reiste er in eine welschschweizerische Stadt, exhibierte dort einst vor
einer Puella, wurde von dieser in ihr Zimmer genommen und zum Verkehr aufgefordert. Dabei war er impotent. „Durch den plötzlichen Übergang des Reizes
in die Erfüllung ist wohl der Reiz verloren gegangen. Die Realität ernüchterte
meine Phantasie." Seit diesem mißglückten Coitusversuch vermochten Dirnen
ihn nie mehr zu reizen; zu coitieren versuchte er nicht mehr. Dagegen knüpfte
er 2mal mit anständigen Mädchen eine Freundschaft an; jedesmal lösten die
Mädchen die Beziehungen. Nach der 2. Verabschiedung reiste er die ganze Nacht
hindurch in jene welsche Stadt, exhibierte am folgenden Morgen und wurde mit
2 Tagen Gefängnis bestraft. — Ein Jahr später folgte er während 2 Wochen 3
halbwüchsigen Mädchen auf dem Schulweg, exhibierte jedesmal, wurde schließlich verhaftet, aber vermindert zurechnungsfähig erklärt und zu 3 Monaten Gefängnis bedingt verurteilt. Zwei Monate darauf fuhr er mit dem Velo 2 vierzehn-
jährigen Schülerinnen vor, stieg in einiger Entfernung ab, urinierte und kehrte
sich gegen die Mädchen, als sie ihn überholten. — Er erhielt eine Buße von 40 Fr.
Zwei Wochen darauf exhibierte er wiederholt von der Straße aus gegen 2 im Par-
terre arbeitende Mägde. Bei der Verhaftung bettelte er weinend, man solle ihn
doch laufen lassen; er sei „geschlechtskrank", leide an Onanie; er wolle für seine
kranken Nerven nun Rudersport treiben. Strafe: 1 Tag Gefängnis und 20 Fr.
Buße. In andern Städten exhibierte er bald vor erwachsenen Frauen, bald vor
halbwüchsigen Mädchen, in der Ein- oder Mehrzahl, meistens bei Beginn der
Dämmerung, weiter, erhielt verschiedene Male kleinere Strafen. Als ihm einmal
einige Frauen mit der Verzeigung drohten, hielt er sich die Ohren zu, flüchtete,
wurde verhaftet und bat auf dem Polizeiposten um Verzeihung für seine Tat;
die früheren Delikte bestritt er. Anläßlich neuer Exhibitionen vor 3 Schülerinnen
im Alter von 6—14 Jahren wurde er wiederum verhaftet, verfaßte in der Haft
sentimentale Gedichte, versprach, bei einem Arzt Heilung zu suchen, sich sterilisieren
zu lassen, sich zu verheiraten usw. Während er nun ambulant psychiatrisch untersucht wurde, exhibierte er weiter, in der Stadt, im Eisenbahnwagen. Ein Nackt-
kultur treibender Freund, Mitglied einer „Naturreligion", wollte ihn zu Sonnen-
bädern veranlassen; er ließ sich in die Versammlungen, nicht aber ins Sonnenbad
schleppen, da er sich davor „genierte"; den Freund suchte er nur auf, um in dessen
Bibliothek zu lesen. — In der psychiatrischen Untersuchung erwies er sich als
intelligent, belesen, literarisch und philosophisch interessiert, in der Unterhaltung
nicht ungewandt, aber rasch verlegen, scheu, deprimiert, leicht in Tränen aus-
brechend, weich, sehr willig, sentimental. Er war sehr klein, schmächtig, grazil,
schwächlich, rothaarig, hatte ein asymmetrisches Gesicht, sehr labile Gefäß-

reaktionen, Neigung zu Schweißausbrüchen, Dermographie. Er versprach alles, was man von ihm wollte, Alkoholabstinenz — er hatte einige Male in leicht alkoholisiertem Zustand exhibiert, war alkoholintolerant —, regelmäßige ärztliche Behandlung, hielt aber seine Versprechen nicht und exhibierte nach der Begutachtung (1918), anläßlich welcher er stark vermindert zurechnungsfähig erklärt worden war, weiter, wenn auch seltener, ebenfalls nach einer monatelangen Internierung. Der Vater des Patienten verweigerte seine Zustimmung zur Kastration des Sohnes, weshalb diese unterblieb.

Fall 2. S. H., geboren 1880, Ingenieur. Vater ernst, streng, Moral stets betonend, unterhielt aber außereheliche Beziehungen. Die Mutter hatte vor ihrer Ehe unehelich geboren, was sie ihrem Gatten verschwieg, nervös, herrschsüchtig, geizig, egoistisch, moralisch nicht hochstehend. Deren Vater war großer Lebemann und die Mutter herrschsüchtig und mißtrauisch.

Patient ist Siebenmonatskind, war als Knabe schwächlich, furchtsam, scheu, ängstlich, bis zum 7. Jahr Bettnässer, hatte ein mädchenhaftes Aussehen, spielte 12jährig noch mit Puppen, wurde zu Hause überängstlich behütet, provozierte durch sein mädchenhaftes und unbeholfenes Wesen seine Schulkameraden, so daß sie ihn oft neckten und durchprügelten. Er fühlte sich deshalb zurückgesetzt, hatte schon in der Schule kein Selbstvertrauen, war ungeschickt, haßte deshalb das Turnen, war gutmütig, fleißig, mißtrauisch, soweit es sich um seine eigene Person handelte. Wurde wiederholt von seiner Mutter des Diebstahls von Geldsummen bezichtigt, die sie ihrem geheimgehaltenen unehelichen Kind geben mußte, glaubte deshalb, daß man ihn für einen Dieb halte und haßte oft seine Mutter, besuchte aus Protest wiederholt einen Großvater, den sie wegen seiner einfachen Herkunft verachtete. War sehr musikalisch, träumte sich als Künstler, vom Publikum beklatscht. „Bis zum 13. Jahr", erzählt Patient selber, „ereignete sich in geschlechtlicher Beziehung nichts Bemerkenswertes, außer daß ich sehr schamhaft war und nicht mit anderen Schulkameraden zusammen aufs Pissoir ging. Ich genierte mich einfach vor den anderen und fand es widerlich, wenn Buben sich untereinander ihre Geschlechtsteile zeigten. Meine Mutter gestattete mir nicht, mit der Schule gemeinsam baden zu gehen, da sie dies unästhetisch und gefährlich fand. So ging ich dann immer allein mit einem 2 Jahre älteren Kameraden baden." Eines Tages vergaß der Kamerad seine Badehose und vermochte den widerstrebenden Patienten zu bestimmen, mit ihm ohne Badehosen ein Zellenbad zu nehmen. „Da sah ich nun zum erstenmal in meinem Leben einen 14jährigen gut entwickelten, starken Jüngling vor mir. Er lernte mir das Onanieren, und ich bewunderte nicht ohne Neid seinen großen gut entwickelten und bereits behaarten Geschlechtsteil. Er hatte bereits auch Samenerguß, was mir besonders imponierte und meiner eigenen Männlichkeit argen Abbruch tat. Er verhöhnte auch mein kleines nichtiges Pfeifchen und riet mir, recht viel zu onanieren, da dadurch der Geschlechtsteil bedeutend größer würde. Ich onanierte nun in der Gymnasialzeit ziemlich viel, auch in der Schulstunde öfters. Mein ganzes Leben und Streben war nun darauf gerichtet, auf welche Art und Weise ich meinen Geschlechtsteil vergrößern könnte, und ich kaufte mir zu diesem Zweck ein umfangreiches Werk über die Anatomie des menschlichen Körpers. Ich studierte emsig darin, namentlich das Kapitel der Geschlechtsteile. Auf den beigefügten Bildertafeln war der männliche Geschlechtsteil in halber natürlicher Größe abgebildet, farbig und sehr naturgetreu. Ich stellte mir denselben dann mittelst eines Vergrößerungsglases in natürlicher Größe vor und war zur gleichen Zeit erstaunt und enttäuscht über das Format und dachte: Du wirst wohl nie einen solchen Geschlechtsteil bekommen. Zur gleichen Zeit wurde meine Schwester zum ersten Male unwohl und erzählte mir alles haarklein und betonte namentlich, daß sie nun eine große Tochter sei,

ich aber noch immer der unreife Junge. Von diesem Moment an fühlte ich meine
Hintansetzung gegenüber meiner Schwester noch viel mehr, was meiner Männlichkeit auch wieder einigen Abbruch tat. Damals hegte ich den heimlichen Wunsch,
ich möchte doch lieber ein Mädchen sein, dann wäre ich schon geschlechtsreif,
hätte Haare am Bauch und könnte menstruieren."

Bald darauf durfte Patient seine Schwester im Welschland besuchen. Gegen
ein Trinkgeld wurde er in den Teil eines Panoptikums zugelassen, zu welchem
nur Erwachsene Zutritt hatten: Er freute sich mächtig, als Erwachsener zu gelten,
Geschlechtskrankheiten und Geschlechtsteile in „riesigem Format" dargestellt
zu sehen. Damals nahm er sich vor, sich vor dem Verkehr mit Frauen zu hüten,
um nicht geschlechtskrank zu werden. Er lernte im gleichen, 16. Lebensjahr, in
einem welschen Pensionat ein Mädchen kennen; in seinen Träumen verkehrte
er sexuell mit seiner „Geliebten", in ihrer Anwesenheit wagte er sie bloß zu küssen.
Später schrieb ihm das Mädchen, daß er ein Dummkopf sei, weil er sie nicht zum
Verkehr aufgefordert habe, sie habe sich deshalb mit einem anderen getröstet.
Patient geriet in Zorn und Eifersucht, kaufte sich einen Revolver, um den Neben-
buhler zu erschießen, fand ihn nicht vor, machte dem Mädchen Vorwürfe, ließ
sich von der dazukommenden Mutter aus dem Haus werfen. Immer wieder, wenn
er Ärger, Mißerfolg, Erniedrigung erlebt, pflegte er zu onanieren; er gewöhnte sich
daran, darin eine Art Kompensation, wie er selbst spontan äußerte, Rache, Trotz,
neben der sexuellen Regung zu empfinden. Durch die in der Onanie bewiesenen
Reife fühlte er sich gleichsam rehabilitiert, während die vielen Herabsetzungen
und Demütigungen ihn in seinem Drang, ein Mann zu werden, jeweilen empfindlich beeinträchtigten.

Er begann nun sein Studium, konnte sich aber nicht zu regelmäßiger Arbeit
zwingen, „weil es keine Repetitorien gab". Auch hier scheute er jede Verant-
wortung, besonders die Examina, studierte deshalb 8 Jahre lang. Er war Mitglied
eines Korps, vertrug wenig Alkohol, absolvierte aber eine Reihe von Mensuren,
worauf er besonders stolz war. Während der ersten Semester verlobte er sich mit
einer 5 Jahre älteren „Filia hospitalis". Er schrieb ihr schwüle Liebesbriefe, wagte
es aber nicht, in ihrer Anwesenheit zärtlich zu werden, brach schließlich die rein
platonischen Beziehungen ab und zog sich einen langwierigen Prozeß wegen Ver-
lobungsbruchs zu. Sein Vater schickte ihn damals auf Reisen; überall sah sich
Patient die Panoptiken und anatomischen Sammlungen an, wagte es aber nie,
sich einer Frau zu nähern. In Venedig fiel ihm besonders auf, daß die Pissoirs
keine Blende hatten, so daß die Frauen von den Häusern aus den Männern beim
Urinieren zuschauen konnten. Inzwischen hatte er im Militär die Offizierschule
absolviert und dabei vor dem Reiten „eine schauderhafte Angst ausgestanden".
In einer deutschen Universität setzte er seine Studien fort; in seinem Zimmer
pflegte er ein auf den Hof gehendes Fenster offen zu halten und erfuhr einmal,
daß er deshalb von 2 Waschmädchen in nacktem Zustande beobachtet worden
sei und daß diese sich seinetwegen aufgeregt hätten. Mit 23 Jahren hatte er zum
erstenmal Sexualverkehr mit einer Dirne. Wegen eines organischen Genitalleidens
(Verkürzung des Frenulum) empfand er starke Schmerzen beim Verkehr, konnte
diesen deshalb bloß einmal vollziehen und wurde vom Mädchen ausgelacht. Nachher „furchtbarer Moralischer" und Angst vor Geschlechtskrankheit. Wie seine
Verbindungsbrüder fühlte er sich verpflichtet, ein „Verhältnis anzuschaffen";
da beide nicht verkehren wollten, fand bloß gegenseitige Masturbation statt. —
Mit 24 Jahren zog er sich im schlechtgelüfteten chemischen Laboratorium eine
leichte Vergiftung durch Campherdämpfe zu, mit Kopfschmerzen, Schlaflosigkeit,
Unruhe, gesteigerter sexueller Erregbarkeit. Er machte deshalb oft einsam lange
Spaziergänge im Wald. „Ich ging gewöhnlich abseits der Fußwege quer durch

den Wald, und da passierte es einmal, daß eine Dame, während ich hinter einem Baum stand und urinierte, ganz nahe an mir vorbei kam, stehen blieb, sich bückte, als suche sie etwas auf dem Boden, aber dabei fast unmerklich zu mir hinüberschielte. Da fuhr mir der Gedanke blitzschnell durch den Kopf, mich ihr gegenüber zu entblößen, um sie zu verscheuchen. Kaum hatte ich das getan, als sie aufsprang, etwas mir Unverständliches zurief, den Kopf heftig schüttelte und schnellen Schrittes sich entfernte. In mir aber stieg ein wohliges Gefühl der Genugtuung, Ruhe und Vergeltung am weiblichen Geschlechte auf. Indem sie mir gegenüber ihren Widerwillen offensichtlich bekundete, hatte ich das bestimmte Gefühl, meine Männlichkeit wäre, wenn auch unangenehm, so doch sichtlich aufgefallen. Denn wenn meine Geschlechtsteile klein sein würden, so hätte sie dieselben kaum sehen können und wäre auch nicht so erschrocken, denn die Distanz zwischen uns Beiden betrug doch mindestens 15 m. Von diesem Moment an hatte der Drang in mir, mich dem weiblichen Geschlechte gegenüber entblößen zu müssen, die Oberhand gewonnen. Ich dachte anfänglich nicht weiter darüber nach, sondern empfand dabei eine starke seelische Befriedigung, die bedeutend stärker war als die durch Onanie hervorgerufene geschlechtliche. Wenn ich exhibierte — in den meisten Fällen hatte ich gar kein steifes Glied dabei und onanierte auch in diesem Momente höchst selten — war es mir gleichgültig, ob das betreffende Opfer jünger oder älter, groß oder klein, dick oder dünner, hübsch oder häßlich war. Ich sah in den meisten Fällen gar nicht recht hin, sondern betrachtete vorzugsweise mein eigenes Glied, und es spielte eine sehr untergeordnete Rolle, ob mich das Weib beim Exhibieren sah oder nicht. So kam es auch einmal, daß ich vor einem Manne in einem langen Mantel mich entblößte und meinen Irrtum erst bemerkte, als der Betreffende mich mit tiefer, sonorer Stimme anrief und mich packen wollte. Ich erschrak ganz gehörig und verschwand im Wald. Jedenfalls sehr unangenehm empfand ich es, wenn beim Exhibieren mich jemand auffallend betrachtete; rief mich eine sogar an, was einige Male vorkam, dann war jede seelische Befriedigung zum Teufel und ich lief meistens schnurstracks davon. Die Hauptsache war und blieb, daß ich beim Exhibieren ein weibliches Wesen vor mir hatte; ob ich dann von der betreffenden Person beobachtet wurde oder nicht, spielte eine für mich ganz untergeordnete Rolle; namentlich dieser letzte Punkt kam für mich nur insofern in Betracht, als, wenn die betreffenden Personen über mein Verhalten unbillig und erzürnt waren, das Kompensationsthermometer stieg, während es bis zum Nullpunkt sank, wenn die betreffende Person Freude zeigte oder Gefallen daran fand. Erst nach einiger Zeit wurde mir so recht bewußt, daß meine Handlungen strafbar seien und ich gegebenenfalls schwer mit dem Strafgesetzbuch in Konflikt geraten könnte. Ich hatte von da an immer beim Exhibieren ein gewisses Angstgefühl, konnte mich aber nie beherrschen, denn ich handelte ja unter einem unbezähmbaren Drang, der sich allmählich als Folge meiner verfehlten Erziehung und der Enttäuschungen, welche ich bis dahin in geschlechtlicher Beziehung erlitten, herausgebildet hatte. Der Drang zum Exhibieren wurde von Woche zu Woche stärker, der Widerstand dagegen immer schwächer. Ich hielt es zu Hause einfach nicht mehr aus, spazierte in aufgeregtem Zustand durch die Straßen der Stadt und eilte in den nahegelegenen Wald, exhibierte meistens an den gleichen Stellen oder wenigstens nicht weit davon entfernt. Daß ich dabei erwischt werden könnte, kam mir gar nicht in den Sinn."

Patient wurde nach einer Reihe von Exhibitionen verhaftet und einer Irrenanstalt zur Begutachtung überwiesen. Auf den Rat der dortigen Ärzte ließ er sich, nachdem er unzurechnungsfähig erklärt worden war, das Frenulum operieren, verkehrte dann mit einer Dirne sexuell, wobei er immer noch etwas Schmerzen hatte, und zog sich Filzläuse zu. Er brachte diese erst weg, nachdem er die Pubes total wegrasiert hatte. „Dadurch erlitt meine Männlichkeit eine große Einbuße, und um dieselbe in einem gewissen Grade wieder herzustellen, kaufte ich mir bei einem Coiffeur ein Büschel künstliche Haare und befestigte dieselben mit Mastix auf die Haut der Schamgegend. Ich exhibierte wieder tüchtig drauf los, oft wochenlang fast täglich, und suchte dabei wieder meine Lieblingsplätze auf." Während er zu Hause mit Vorliebe seinen Penis durch eine Lupe zu betrachten pflegte, benützte er beim Exhibieren im Wald gern einen konkaven Rasierspiegel, um sein Glied möglichst groß sehen zu können. Durch einen Freund erfuhr er, daß man in Paris künstliche Membra kaufen könne, ließ sich eines kommen und exhibierte dann mit diesem etwa 2 Monate lang, mit dem gleichen Genuß, bis es ihm abhanden kam. Während er seine künstlichen Pubes trug, wurde er einst in einem Wald von der Polizei verhaftet, unter dem Verdacht, der Täter eines vor kurzem dort begangenen Mordes zu sein. Weitaus am Peinlichsten berührte ihn dabei der Gedanke, die künstlichen Pubes könnten während der Leibesvisitation entdeckt werden. Das geschah nicht; er wurde bald frei gelassen und exhibierte unmittelbar nachher weiter. Seither fühlte er sich von der Polizei beobachtet und verfolgt und begegnete jedem Polizisten mit Haß.

Nach 8 jährigem Studium sollte er nun sein Examen bestehen. „Meine Arbeitsfreudigkeit und Energie nahmen aber sichtlich ab, und der Drang zum Exhibieren wurde je länger desto stärker. Mein ganzes Handeln und Denken konzentrierte sich nun fast ausschließlich auf das Geschlechtliche. Ich wurde immer nervöser und verärgerter und hatte auch häufig arge Kopf- und Rückenschmerzen. Auch strömender Regen und große Kälte hielten mich nicht ab, zu exhibieren." — Er arbeitete nun in einer fremden Stadt, betätigte sich in einem Philatelistenverein, redigierte dessen Zeitschrift, mußte sich aber zurückziehen, nachdem es sich herausgestellt hatte, daß er einen in diesem Verein gehaltenen und unter seinem eigenen Namen in dessen Zeitschrift publizierten Vortrag wörtlich aus einem großen Werke abgeschrieben hatte. Er stellte die ganze Sache als ein „Versehen" hin. Kurz nach dem Examen hatte er sich zum zweitenmal verlobt, diesmal standesgemäß. Die Verlobung ging aber sehr bald „aus dem Leim, da ich weder die Courage zum Heiraten hatte, noch mich reif dazu fühlte". Zu derselben Zeit, wie er im Philatelistenverein war, hatte er sich durch eine Schauspielerin, die ein Verhältnis mit einem reichen Herrn unterhielt, dazu verleiten lassen, sich mit ihr zu verloben. Diese erhielt Kenntnis von seinen früheren Delikten, erzählte sie überall und wollte sie auch seinen militärischen Vorgesetzten berichten, so daß Patient in beständiger Angst und Erbitterung lebte und eine Reihe neuer Delikte beging: „Ich exhibierte jeweilen morgens am offenen Fenster vor unten auf der Straße vorbeigehenden weiblichen Personen. Da ich ziemlich hoch im ersten Stock zwei Zimmer bewohnte, so wurde ich in den meisten Fällen von den Passanten gar nicht bemerkt. Ob sie zu mir heraufsahen, war mir völlig gleichgültig; im Gegenteil, wenn eine weibliche Person einmal einen Blick nach oben sandte und dies zudem noch in auffälliger Weise tat, verschwand ich schleunigst von der Brüstung und zog mich ins Innere des Zimmers zurück." Er wurde einst bemerkt, verhaftet und zu 3 Wochen Gefängnis bedingt verurteilt. Bald darauf brach er seine Verlobung, da er fürchtete, seine Braut könnte diesen Straffall als Waffe gegen ihn benützen, verlobte und verheiratete sich mit einer weiteren, in sexuellen Dingen ganz unerfahrenen Person, worauf die frühere Verlobte gegen ihn einen Schadenersatzprozeß anstrengte; dieser wurde durch alle Instanzen geführt und dauerte jahrelang. Mit seiner Frau verkehrte er nur selten und stets mit exhibitionistischen Phantasien, bisweilen war er impotent. Sehr bald setzte er seine Exhibitionen fort. Für sein Familienleben zeigte er kein besonderes Interesse. Er war in seiner Arbeit umständlich, sehr exakt, schwer entschlußfähig, lebte schwächlich dahin, wich ernsteren Gesprächen mit seiner Frau aus, nahm ihre Vorwürfe weinend an, bat sie, ihn nicht zu verlassen. Sein Mangel an Selbstbewußtsein und Selbstvertrauen, seine Ungeschicklichkeit und Unbeholfenheit zeigte er auch in seinem Berufsleben so sehr, daß er minderwertige Leute geradezu herausforderte, seine Schwachheit auszunützen und ihm sein Geld abzunehmen. Auch büßte er durch ungeschickte Geschäfte den größten Teil seines Vermögens ein. Dies sowie mannigfache Enttäuschungen während des langen, durch seine frühere Braut angestrengten Prozesses führten ihn oft in Depressionszustände mit Angst, Reizbarkeit, Kopfschmerzen, Schlafstörungen, Zustände, in welchen er von Neuem exhibierte, trotzdem er sich inzwischen in spezialärztliche Behandlung begeben hatte.

Nach einer weiteren Exhibition — er trat plötzlich mit heraushängendem Penis hinter einem Baum hervor auf eine 16jährige Schülerin zu — wurde er wiederum verhaftet und psychiatrisch begutachtet. Beim damals 36jährigen Patienten wurde festgestellt, daß er ziemlich groß, von geringer Muskelentwicklung war, die Reflexe waren gesteigert. Er legte viel Wert darauf, sauber, ordentlich gekleidet zu sein, pflegte seine Kleider nach ganz bestimmten Regeln hinzulegen, faltete jede Zeitung peinlich exakt. Er sprach zögernd, bald leise, bald einzelne Worte plötzlich laut und energisch betonend, zeigte oft Sperrungen, Verlegenheitsbewegungen, machte sich dann gerne wieder wichtig, drückte sich oft „geschwollen" aus, berichtete sehr pedantisch über sein Leben, hatte viele Ausreden wegen seiner vielen Mißerfolge. Dem Arzt gegenüber verhielt er sich korrekt, gehorsam, unpraktisch, nahm die ihm zugewiesenen Arbeiten sehr wichtig, duldete dabei nicht die geringsten Störungen, während er sonst sehr bescheiden war; er mied die Gesellschaft, war oft ängstlich, empfindlich, mißtrauisch, fühlte sich überall unsicher, konnte stundenlang schweigsam dasitzen, dann wieder ärgerlich aufbrausen. Während er sich in den ärztlichen Sprechstunden bemühte, seine krankhaften Vorstellungen und Neigungen zu korrigieren, hielt er daheim und auf der Straße sehr häufig den Zeigefinger in der Gegend des Hosenschlitzes. Er gab an, jeweilen mehrere Stunden vor einer Exhibition ein drückendes Unbehagen zu fühlen, das sich immer mehr zu diffusen Kopfschmerzen und Hämmern in den Schläfen verdichte und auf das schließlich ausgesprochene Angstgefühle folgten. Dann laufe er meistens planlos umher, könne nicht mehr arbeiten, sich auf nichts mehr konzentrieren. Gewöhnlich suche er nun Plätze auf, wo er schon exhibiert habe, nicht eigentlich in der Absicht, wiederum zu exhibieren, sondern zuerst nur, um sich an die früheren Exhibitionen zu erinnern und sich an der Phantasie zu befriedigen. Sei er aber einmal dort, so passierte es ihm leicht, daß er dann exhibiere, sobald sich eine weibliche Person ihm nähere. Dabei habe er nie das Bedürfnis, sich mit den betreffenden Personen näher einzulassen. „Das kommt schon deshalb nicht für mich in Betracht weil ich ja nichts anderes erreichen will, als vor anderen Leuten bzw. Frauen mein Glied zu sehen. Würde jemand drauf eingehen, wäre ich doch in einer verflucht peinlichen Lage, weil ich versagen und mich unsterblich blamieren würde." Die Schönheit des Weibes spiele bloß eine Rolle *vor* der Exhibition. Stets seien es schöne Frauengestalten mit schönen Beinen, kurzen Röckchen, die ihn auf der Straße oder im Bilde — er kaufe viel erotische Literatur — anzogen; er habe aber nicht sofort den Trieb zu exhibieren, sondern meistens erst viele Stunden später, wenn er den empfangenen Eindruck gründlich verdaut habe; dann aber spiele die Persönlichkeit, vor der er exhibiere, keine Rolle mehr. Habe er exhibiert, und sei die Aufregung mit oder ohne Onanie vorbei, so fühle er sich sofort entspannt und völlig beschwerdefrei. Vor der nervenärztlichen Behandlung seien ihm seine Exhibitionen als Ausfluß einer Art von Tapferkeit vorgekommen; seither erfasse er die unsägliche Lächerlichkeit der Exhibition; damit sei sie für ihn gerichtet. Denn sich lächerlich zu machen, sei nie seine Absicht, sondern seine geheime Angst gewesen.

Patient wurde unzurechnungsfähig erklärt und zur Fortsetzung der ärztlichen Behandlung verpflichtet.

Drei Jahre später — seine äußeren Verhältnisse hatten sich inzwischen teils aus äußeren Gründen, teils infolge der Passivität und Ungeschicklichkeit des Patienten trotz dessen einfacher, ja geiziger Lebensweise stark verschlimmert — stieg er an einem Septembertag um die Mittagszeit aus dem Tram mit entblößtem Genitale und lief so stadteinwärts. Nach Wiederaufnahme der ärztlichen Behandlung blieb er in den folgenden 2 Jahren rezidivfrei, konnte sich aber dann aus finanziellen und anderen Gründen nicht weiter behandeln lassen und exhibierte einige Male hintereinander, indem er jeweils am späten Vormittag mit entblößtem Genitale vor einem Warenhaus in einer der belebtesten Straßen der Stadt vorbeiging. Einige Monate später streckte er, hinter einem Baum hervortretend, einem vorübergehenden 19jährigen Mädchen sein Glied entgegen und folgte der sich rasch über die Straße entfernenden Dame in diesem Zustande, exhibierte dann in ähnlicher Weise vor anderen Damen, bis ihn die Polizei verhaftete. Diese traf ihn „in geistiger Umnachtung": Er schaute in die Luft und gestikulierte mit den Händen; den untersten Knopf seines Mantels hatte er zugeknöpft und ließ über diesen seinen Penis hängen. Er gab später an, daß er an diesem Tag infolge seiner bedrängten Lage seinen Haushalt habe auflösen müssen; jener Dame sei er nachgeeilt, um sich zu entschuldigen. Zwei Jahre später, im gleichen Monat, schritt er auf einer Stadtbrücke einer 35jährigen Frau voraus, kehrte sich plötzlich um und zeigte ihr seinen Penis. Acht Tage darauf machte er am selben Ort und zur selben Zeit vor der gleichen Dame dasselbe; seinen Penis hatte er diesmal vor der Exhibition hinter einer Aktenmappe versteckt.

Wenn wir die eben dargestellten Fälle als Beispiele „*typischer*" Exhibitionisten bezeichnen, so bestimmt uns dazu besonders die Tatsache, daß es sich bei dieser Gruppe größtenteils um Psychopathen handelt, die während einer langen Reihe von Jahren immer wieder exhibierten, und daß sie *sozusagen alle jene Charaktereigenschaften und Entwicklungseigentümlichkeiten aufweisen, von denen wir bei den anderen exhibierenden Psychopathen bald nur dieses, bald jenes Charakteristicum, dann freilich sehr scharf ausgebildet und für das ganze Wesen gleichsam tonangebend, nachweisen konnten.*

Alle 5 „typischen" Exhibitionisten unseres Materials sind erblich stark belastet: Es finden sich in ihren Familien psychopathische Charaktere — Verschrobene, Überempfindliche, streng Religiöse neben moralisch, besonders sexuell, Leichtfertigen —, Schizophrene, Epileptiker und, fast in allen Fällen, Alkoholiker. Es ist wahrscheinlich, daß durch die falsche, oft brutale Behandlung von Seiten abnormer oder trunksüchtiger Väter, durch die schreckhaften Szenen, welche sie schon in früher Jugend erlebten, einzelne dieser Patienten in jene Stellung hineingedrängt wurden, die für ihr ganzes Leben und besonders für die Tendenz zum Exhibieren bestimmend wurde: In die Situation eines unsicheren, verschüchterten, passiven Menschen. Das auffallend häufig verzeichnete Verhalten ihrer Mütter als entweder nachgiebiger, schwächlicher oder aber kalter, herrschsüchtiger Naturen mußte diese Einstellung verstärken. Hiebei ist freilich auch der Möglichkeit zu gedenken, daß diese Patienten sich von vornherein sehr leicht unterdrücken ließen, ein straffes Regiment von seiten ihrer Angehörigen und Erzieher, das Gespött ihrer Schulkameraden geradezu herausforderten. Denn sie waren körperlich meistens schwächliche und unbeholfene, „mädchenhafte weiche", überempfindsame, nach Liebe und Zärtlichkeit schmachtende, sehr eindrucksfähige Knaben, unfähig, auf die Einwirkungen ihrer Umgebung mutig und kräftig wie gesunde Buben zu reagieren und sich richtig anzupassen. Sondern sie behalfen sich mit allen jenen für den neurotischen Charakter bezeichnenden Hilfsmitteln und Korrekturversuchen: Sie zogen sich scheu, ängstlich oder verbittert zurück, spannen sich in ihre Träumereien ein, in welchen sie jene imponierenden Rollen — als Freier von Prinzessinnen, als berühmte Künstler usw. — spielten, die ihnen in der Wirklichkeit versagt waren. Sie rissen in unangenehmen Situationen aus, ohne sich um die Folgen zu bekümmern, schwangen sich etwa zu schwächlichen Protesthandlungen auf, waren bald gereizt, eifersüchtig, mißtrauisch, bald übertrieben gutmütig, nachgiebig und zärtlich, suchten sich durch fleißiges, exaktes Arbeiten in der Schule, durch peinliche Pflege des Äußeren jene Geltung zu verschaffen, die sie sonst nicht fanden. An ein zielbewußtes, planvolles Handeln gewöhnten sie sich nie, sondern ließen sich auch im Mannesalter trotz vielen Versuchen, festen Boden zu fassen, vom Leben hin und her treiben, litten unter ihrer unsicheren Lage, wurden durch all das in ihren Minderwertigkeitsgefühlen bestärkt. Bisweilen vermieden sie auch nicht unlautere Mittel, um unangenehmen Situationen auszuweichen, ihrem Geltungsbedürfnis Genüge zu leisten oder ihren Mangel an Tatkraft, Beharrlichkeit und Selbstzucht zu verdecken. In ihrer Willensschwäche ließen sie sich leicht durch andere ausnützen und zu schlechten Handlungen — z. B. Diebstählen — verleiten. Während sie besonders in Dingen, die ihrer sehr stark ausgebildeten Eitelkeit schmeichelten, überbereitwillig sein und eine rührende Hilfsbereitschaft zeigen konnten, fielen sie in anderen Situationen durch kleinliche Habsucht, Geiz und Egoismus auf. Ihre schwächliche feige Nachgiebigkeit konnte plötzlich in Trotz, Reizbarkeit und keifendes Protestieren und Schimpfen umschlagen, ihre Weichheit in Heftigkeit bis zu Tätlichkeiten, ihre Bescheidenheit in naiven Stolz und eitle Prahlerei. — So wurden aus den scheuen Knaben, die in ihren Träumereien die harte Wirklichkeit zu vergessen suchten, Männer, welche jeden Kampf meiden, sich in sentimentalen Dichtungen versuchen, im Kino Tränen vergießen, in religiösen Versammlungen Trost suchen, aber nie die Kraft zu einem wirklich sittlichen Lebenswandel finden.

Diese Menschen mit dem unsichern, zurückhaltenden, krampfhaft korrekten und bisweilen plötzlich forschen Benehmen, den stark labilen Affekten mit der Neigung zu depressiven Verstimmungen zeigten keine deutlich minderwertige Intelligenz, jedoch auch beim Denken einen Mangel an Straffheit und Disziplin, eine Neigung, auf Nebensächliches abzuschwenken; es fehlte ihnen die Fähigkeit, umsichtig, mit dem Blick aufs Große etwas zu beurteilen; sie zeichneten sich durch kleinliche Ansichten aus, die äußerst stark von persönlichen, affektiven Momenten abhängig und deshalb unsachlich waren, oft naiv und unreif erschienen. Besonders gern beschäftigten sich diese Patienten mit „künstlerischen" Versuchen aus dem Bedürfnis, ihren Stimmungen und inneren Nöten irgendeinen Ausdruck zu verleihen, aus naiver Freude an klingenden Worten und Reimen. Diese Mischung von kleinlichem, unscharfem, zu wenig konzentriertem Denken mit der Vorliebe für protzige, anspruchsvolle, den einfachen Gedanken nicht angepaßte Ausdrücke und Wendungen verleiht auch der intellektuellen Seite dieser Persönlichkeit etwas Unreifes und Unausgeglichenes.

Die Sexualität dieser Fälle fügt sich dem eben skizzierten Charakterbild ohne weiteres ein. Manche dieser Patienten pflegen die zum Exhibitionismus führende Sexualentwicklung auf„, traumatische Erlebnisse" zurückzuführen; bei anderen lassen sich solche „Ursachen" nicht nachweisen, die Exhibitionen sind dann als Ausdruck von Triebeinstellungen aus der Jugend aufzufassen, die sich bei diesen charakterologisch unfertigen und unharmonischen Psychopathen erhalten haben. Aus der Tatsache, daß sich solche spezifischen Erlebnisse nicht bei allen Exhibitionisten feststellen ließen, und daß genau dieselben Erlebnisse viele Menschen treffen, ohne daß sie zu Exhibitionisten würden, erhellt, daß der Einfluß dieser Erlebnisse nicht überschätzt werden darf, sondern daß das Hauptgewicht auf die in der eigenartigen Veranlagung gegebene Bereitschaft, auf das charakterologische „Entgegenkommen" gelegt werden muß. Alle diese Fälle hatten einen starken Sexualtrieb und onanierten schon früh intensiv. Darin, daß sie später ihren Trieb nicht meistern, ihn aber auf normale Weise überhaupt nicht oder doch nicht dauernd befriedigen konnten, wirkt sich ihr eigentümlicher Charakter aus, ihre Scheu, Zaghaftigkeit, ihre Neigung zum Ausweichen, ihre Unsicherheit und wohl auch ihre durchweg vorhandene übertriebene Schamhaftigkeit. Dieser letzterwähnte, besonders auf sexuellem Gebiete sich geltend machende Charakterzug könnte bei gewissen Fällen als Ausdruck moralischer Gegenstrebungen gegen die „schamlose" Exhibitionstendenz aufgefaßt werden. Er findet sich aber auch bei moralisch minderwertigen Exhibitionisten und läßt sich vielfach schon in den Knabenjahren, vor der Pubertätszeit, nachweisen bei Patienten, welche durch ihre Ängstlichkeit oder durch erzieherische Einflüsse von der Beschäftigung mit sexuellen Dingen ferngehalten wurden. Ihr Schamgefühl bleibt übermäßig stark, und ihre Sexualität kann sich aus diesem und anderen Gründen nicht frei entwickeln. Diese übertrieben schamhaften Psychopathen können dann gerade durch die exzessiv schamlose Sexualhandlung der Exhibition sich sexuell erregen und befriedigen.

Die erste Exhibition erfolgte bei den meisten dieser typischen Fälle sehr frühe, während der Pubertätsjahre. Wie sie auf der beschriebenen charakterologischen Grundlage sich durchsetzt, wie sie im einzelnen, z. B. durch Erlebnisse, determiniert wird, und welcher „Sinn" ihr zukommt, läßt sich an den oben dargestellten Fällen verfolgen: Bei Fall 1 konnten wir nichts von besonderen sexuellen Erlebnissen ausgraben; der Charakter des typischen Exhibitionisten war aber schon frühe bei ihm ausgeprägt; zudem ist er erblich belastet und zwar auch mit Psychopathien, die sich sexuell auswirkten. In der Pubertätszeit beginnt er zu onanieren; ein dunkler Trieb nach dem Geschlechtsverkehr und nach dem Beschauen des weiblichen Körpers erfüllt ihn als Sechzehnjährigen. Von seinem Zimmer aus kann er halbwüchsige Mädchen beobachten, deren Formen ihn sexuell erregen. In dieser Situation wagt er in seiner Schüchternheit, Unbeholfenheit, aber auch aus moralischen Bedenken nicht, sexuelle Beziehungen anzuknüpfen und wird auch durch Onanie nicht von seinem „quälendem Drang" erlöst. So beginnt er zu exhibieren; aufschlußreich ist dabei seine Angabe, daß er bei der Exhibition das „vage Empfinden hatte, wie wenn sich das Mädchen vor mir entblöße und nicht ich mich vor ihm". Zwei Möglichkeiten kommen hier in Betracht: Entweder ist er vom Wunsch erfüllt, das Mädchen möchte sich vor ihm entkleiden, und identifiziert sich mit dem Mädchen, indem er sich selber entblößt. (Er gleicht dann einem zur gleichen Gruppe gehörenden anderen Fall, der sich vor seiner Exhibitionsperiode bisweilen nackt im Spiegel betrachtete mit der Vorstellung, eine nackte Frau zu sehen.) Oder es dominiert nicht der Schau-, sondern der Zeigetrieb: Dann ist seine „vage Empfindung", daß sich bei seiner Exhibition eigentlich das Mädchen entblöße, das Resultat einer „Projektion nach außen". Beide Mechanismen würden sich aus seinem wirklichkeitsabgewandten, träumerischen, zaghaften Charakter erklären. Der erste Coitusversuch in späteren Jahren mißlingt, weil seine Hemmungen viel zu stark waren, als daß er mit jener Dirne, die ihn in ihr Zimmer zu locken verstand, den Geschlechtsverkehr hätte vollziehen können. Das Erlebnis der Impotenz unmittelbar nach seiner Verabschiedung durch seine Braut mußte seine Minderwertigkeitsgefühle gewaltig steigern und seine vorläufige Triebeinstellung endgültig fixieren.

Während in diesem Falle offenbar die infantile Exhibitionstendenz während der Pubertät wieder durchbricht, läßt sich bei dem charakterologisch viel feiner differenzierten Fall 2 eine eigentliche „Entwicklungsgeschichte" des Exhibitionismus verfolgen. Auch hier ist als wichtiges

prädisponierendes Moment die erbliche Belastung mit einerseits herrsch-
süchtigen, kalten, andererseits besonders in sexueller Beziehung leichtfertigen Charakteren zu erwähnen. Dazu kommt eine durchaus verkehrte
Erziehung, die den Patienten von allen schädlichen Einflüssen fernzuhalten sucht, ihn gleichsam zu einer Puppe macht und dadurch bloß
erreicht, daß der Knabe weltfremd bleibt, sich nicht anpassen lernt,
sich verspottet und unterdrückt fühlt, so daß in ihm eine Erbitterung
über die Zurücksetzung, eine unbezähmbare Neugierde nach dem,
was vor ihm ängstlich verborgen wird, eine sich immer mehr steigernde
Empfindlichkeit für allerhand „Niederlagen", ein Bedürfnis nach
Geltung und Vergeltung entsteht. Daß seine Konflikte sich vorwiegend
auf sexuellem Gebiete abspielten, dürfte einerseits auf die bereits er-
wähnte erbliche Belastung, andrerseits auf die falsche Erziehung zurückzuführen sein, welche ihm jede Unbefangenheit und natürliche Entwicklung in sexuellen Dingen verunmöglichte und ihn so gerade auf das
stieß, von dem ihn krampfhaft fernzuhalten sie bestrebt war. Der
Patient schildert die einzelnen Etappen seiner Sexualentwicklung klar,
seine ersten grundlegenden Enttäuschungen beim Vergleich seines
Genitales mit demjenigen eines älteren Kameraden und bei der Er-
zählung seiner Schwester von ihrer Menstruation, seine mannigfachen
Versuche, „ein Mann" zu werden (durch Onanie) oder sich als solchen
zu erleben (mittelst Vergrößerung des Penis durch die Lupe), seine
„Erfolge" (im Panoptikum) und Mißerfolge (mit der ersten Freundin),
die sich immer tiefer fixierende Gewohnheit, in der Onanie einen „Ab-
leiter" für alle möglichen Enttäuschungen, „eine Art Kompensation"
in Form von Trotz, Rache, Genugtuung für seine vielen Erniedrigungen
zu finden. Der Wunsch nach normalen Beziehungen zum weiblichen
Geschlecht ist vorhanden und wirkt sich in verschiedenen Versuchen,
besonders in außerordentlich typischen „Verlobungen" aus, die sich zu
neuen „Niederlagen" für ihn auswachsen mußten, da sein Charakter
einen Erfolg von vornherein ausschließt. Nun folgt, vorbereitet durch
einige „Erfahrungen" — unabgeblendete Pissoirs in Venedig; er hört,
daß Frauen ihn beim Entkleiden beobachtet und sich daran ergötzt
hätten — jenes Erlebnis, das bestimmend für seine weitere Sexualentwicklung wird: Er sieht, wie ihn beim Urinieren eine Frau beobachtet
und sich, sobald er sich gegen sie kehrt, entrüstet wegwendet. Damit
weiß er plötzlich zweierlei erreicht: Sein Glied, das Symbol seiner Männlichkeit, wird beachtet und zugleich gleichsam gefürchtet; er erlebt sich
als Mann und freut sich, durch die Exhibition die Frauen, bei denen er
bisher nie Erfolg hatte, schmähen, ihnen ihre Verachtung vergelten zu
können. Beides verschafft ihm eine „seelische" Befriedigung, die viel
größer ist als die bisher durch Onanie gewonnene „körperliche", einen
Lustgewinn, der den stärksten Anreiz zu seiner Wiederholung in sich

trägt. Mit der Onanie haben seine Exhibitionen unmittelbar nichts zu tun; sein Membrum war darum oft nicht erigiert, ja er gebrauchte bisweilen einen künstlichen Penis. Er kümmerte sich nicht um Alter und Schönheit seines Opfers, sondern bloß um die Art und Weise, wie es sich bei der Exhibition verhielt. Reagierte es mit Lustgefühlen oder gar mit dem Versuch, sich sexuell zu nähern, so ging er nicht nur jeder Befriedigung verlustig, sondern fürchtete sich angesichts der nun äußerst peinlichen Situation. Zeigte es aber Zorn und Entrüstung, dann fühlte er sich in seinem Vergeltungsbedürfnis gegenüber dem weiblichen Geschlecht befriedigt. Neben der „Reaktion" des Opfers interessierte ihn bloß noch das „Reagens", sein Penis, den er durch optische Hilfsmittel zu vergrößern suchte, dadurch so deutlich als möglich die andere Lustkomponente — Freude am „Mann-sein" — betonend. Es ist somit sehr verständlich, daß er seine Exhibitionen immer wiederholte, weil sie nichts anderes sind als das Hauptausdrucksmittel seiner wichtigsten Strebungen. — Die übrigen 3 Fälle stehen zwischen den beiden geschilderten: Ihr Exhibitionismus ist weder so triebhaft wie bei Fall 1, noch so kompliziert motiviert wie bei Fall 2; immer verfolgten sie, mehr oder weniger bewußt, den Zweck, mit ihren Exhibitionen jene Neugierde, jenes „Aufsehen" bei weiblichen Personen hervorzurufen, das diese schwächlichen, zaghaften Menschen sonst nicht erzielen konnten.

Liegen somit die eigentlichen Ursachen ihres Exhibitionismus tief in der abnormen Veranlagung und Charakterentwicklung begründet, so spielen doch bei der Ausführung der einzelnen Delikte jeweilen die auslösenden Momente eine nicht geringe Rolle: Bei Fall 1 sind es z. B. Absagen von Mädchen, mit denen er sich verloben wollte, bei Fall 2 „Niederlagen", Schwierigkeiten des Lebens, die ihn sofort zum Exhibieren als dem großen Lösungsmittel aller Bedrängnisse treiben. Bei einem anderen Falle spielten der Alkohol und endogene Verstimmungen mit. Diese Gelegenheitsursachen scheinen besonders bei der ersten Exhibitionsserie eine wichtige Bedeutung zu haben, während später die Exhibitionen bei der Mehrzahl dieser Fälle gleichsam automatisch, wie andere Gewohnheiten, zu erfolgen pflegten.

In bezug auf Zeit und Schauplatz der Delikte konnten wir bei diesen Fällen keine strikten Gesetzmäßigkeiten nachweisen. Die Angaben anderer Autoren, daß die Patienten jeweilen am gleichen Ort und zur selben Zeit zu exhibieren pflegen, ließen sich gerade bei diesen typischen Fällen nicht so häufig bestätigen, daß man daraus den Schluß auf einen alle Bedenken überwältigenden Zwang, genau dieselbe Situation wie bei der ersten Exhibition herbeizuführen, ziehen dürfte. Immerhin hatten verschiedene dieser Patienten ihre Lieblingsplätze und Vorzugszeiten, die denjenigen bei der ersten Exhibition irgendwie entsprachen, deren Wahl aber häufig bloß darauf zurückzuführen ist, daß die erste Exhibition „gelang", so daß ihnen Ort, Zeit und Opfer für Wiederholungen geeignet erschien.

Alle diese Patienten, soweit sie imstande waren, ihr Verhalten beim Delikte genau zu beobachten, berichteten über eine eigentümliche Unruhe, „einen dunklen Trieb und Drang", ein „merkwürdiges Unbehagen", das sich oft zu heftigen Kopf- und Rückenschmerzen steigere, vor den Delikten meistens in einen ausgesprochenen Angstaffekt mit intensiver Spannung übergehe, der sie zur Exhibition dränge. Während der Exhibition stehen sie völlig im Banne widerstreitender Gefühle und erst nachher erfolgt bei einigen mit der Entspannung die Ernüchterung und die neue Qual vor dem Entdecktwerden, bei anderen eine „wohlige Ruhe", bei wieder anderen eine leise nachzitternde Erregung, die erst mit der Onanie sich löst.

Die Wahl der Personen, vor denen sie exhibierten, war bei den einzelnen Fällen verschieden, alle exhibierten aber zuerst nur vor einzelnen Personen. Der vom Protestgedanken geleitete, auf Erhöhung des Selbstgefühls durch Erniedrigung des Opfers hinzielende Fall 2 kümmerte sich bei der Tat nicht um das Aussehen, sondern bloß um die Reaktion des Opfers und konnte daher vor beliebigen weiblichen Personen exhibieren. Bei der Mehrzahl der anderen Fälle ließ sich eine Vorliebe für halbwüchsige Mädchen feststellen; diese kann mit dem Ausgangserlebnis, das sie als Jünglinge mit gleichaltrigen Mädchen hatten, in Beziehung gesetzt werden, besonders aber mit dem bei diesen Charakteren verständlichen Bedürfnis, Neugierde zu erregen, zu imponieren, was sie nur bei sexuell unerfahrenen Mädchen erreichen konnten. Weiterhin spielt wohl auch der Gedanke mit, daß sie bei diesen jungen Mädchen am wenigsten Gefahr laufen, durch die Exhibition eine sexuelle Annäherung von Seiten des Opfers zu provozieren oder bei der Polizei angezeigt zu werden.

Charakteristisch war nicht nur das Verhalten der einzelnen Fälle bei der Exhibition, sondern ihre Stellungsnahme zu derselben: Fast allen diesen Patienten wurde erst nach einer Reihe von Exhibitionen bewußt, daß sie strafbare Handlungen begingen; wirkliches Verständnis für den durch sie angerichteten Schaden zeigten sie auch später sozusagen nie, was bezeichnend ist für ihr oberflächliches egozentrisches Denken und ihre Unfähigkeit, „aus sich herauszugehen", sich in andere wirklich einzufühlen. Um so mehr bemitleideten sie sich selber, weil sie hilflos einem Drange ausgeliefert seien, der sie immer wieder ins Gefängnis bringe. Der Verhaftung suchten sie sich meistens durch Flucht oder lächerliche Ausreden zu entziehen: Einer hielt sich bei der Flucht die Ohren zu, um die Schimpfworte des Opfers nicht hören zu müssen, bettelte bei der Verhaftung weinend, ihn frei zu lassen, da er „geschlechtskrank" sei; ein anderer, der von seinem Zimmer aus exhibierte, begründete seine Tat damit, daß er just einen Hosenknopf habe annähen müssen usw.

Ein Sühnebedürfnis zeigte kein einziger, obwohl keiner dieser Fälle einen gröberen moralischen Defekt aufwies.

Unter diesen Umständen ist es begreiflich, daß die Strafen, die fast alle diese Fälle hinter sich hatten, bevor sie zur psychiatrischen Begutachtung gelangten, keinen dauernden Erfolg zeitigten, bei gewissen Fällen sogar ungünstig wirkten. Die Furcht vor strafrechtlicher Verfolgung äußerte sich in jener ängstlichen Unruhe, welche diese Patienten von neuem in die Delikte trieb, in welchen sich ihre Spannung wenigstens vorübergehend zu lösen pflegte. Da die Delikte dieser Psychopathen nicht die Folge zufälliger „schlechter Gewohnheiten" sind, sondern Handlungen, die mit der Entwicklung und Eigenart dieser krankhaften Persönlichkeiten eng verknüpft sind und deshalb mit einer gewissen Notwendigkeit immer wieder ablaufen, ist es verständlich, daß nur eine eingehende und während langer Zeit durchgeführte ärztliche Behandlung erfolgreich sein konnte und auch bloß dann, wenn zugleich vormundschaftliche Maßnahmen ergriffen wurden: Denn alle diese Fälle pflegten sich anfänglich wohl eifrig der ärztlichen Behandlung zu unterziehen, wurden aber, was wiederum bezeichnend für sie ist, bald nachlässiger und blieben schließlich mit und ohne meist fadenscheinige Ausreden der ärztlichen Sprechstunde fern. Ein amtlicher Beistand vermochte die strikte Durchführung der Behandlung zu erzwingen und zugleich die häuslichen Verhältnisse so zu überwachen, daß daraus sich ergebende Schwierigkeiten, die sich in neuen Delikten auszuwirken pflegten, möglichst vermieden werden konnten. Bei zwei leichteren Fällen, von denen einer unzurechnungsfähig, einer vermindert zurechnungsfähig erklärt und bedingt verurteilt wurde, führten diese Maßnahmen zu einem (seit 1919 bzw. 1922) bis jetzt anhaltenden Erfolg, während bei den 3 schwierigen Fällen, die schon vor der Begutachtung jahrelang sehr häufig exhibiert hatten und bei denen die exhibitionistischen Charakterzüge besonders ausgeprägt waren, alle diese Bemühungen, worunter ein langer Anstaltsaufenthalt, erfolglos blieben. Immerhin gelang es bei einem dieser Fälle, der unzurechnungsfähig erklärt worden war, die Häufigkeit der Delikte erheblich einzuschränken. Beim anderen unzurechnungsfähig erklärten Fall führte erst die Kastration zum Verschwinden des Exhibitionismus. Der 3. stark vermindert zurechnungsfähig erklärte Fall exhibierte weiter und wurde in allen möglichen Kantonen mit größeren oder kleineren Freiheitsstrafen gebüßt. — 3 Fälle dieser Exhibitionsgruppe verheirateten sich; in der Ehe verhielten sie sich sexuell sehr zurückhaltend und ausgesprochen schamhaft. Ein günstiger Einfluß der Ehe auf den Exhibitionismus ließ sich nicht nachweisen; dagegen beging einer dieser Patienten, während seine Gattin gravid war und deshalb nicht mehr mit ihm sexuell verkehren konnte, mehr Delikte als vor seiner Verheiratung.

2. Gruppe.

Zu einer 2. Gruppe fassen wir 4 Exhibitionisten zusammen, deren *Körperbau, Verstandes- und Gefühlsleben ein kindliches, unreifes Gepräge* zeigt, während schwere psychopathologische Symptome sich nicht nachweisen lassen. Im Gegensatz zur 1. Gruppe, bei der wir durchweg eine starke erbliche Belastung feststellten, stammten diese 4 Fälle aus psychisch unauffälligen Familien. Nur bei einem Patienten war Alkoholismus des Vaters verzeichnet, bei verschiedenen Fällen jedoch Tuberkulose bei den nächsten Blutsverwandten, was auf keinem zufälligen Zusammentreffen beruhen dürfte. Sie waren klein, schmächtig, sahen viel jünger aus als ihrem Alter entsprach, hatten weiche, einfache Gesichtszüge, erröteten und schwitzten leicht, einer hatte eine Tuberkulose, ein anderer einen offenbar angeborenen Herzfehler. Die Intelligenz dieser Leute war nicht schlecht; viel ausgesprochener als bei der 1. Gruppe fanden wir aber bei ihnen eine Unreife und Naivität des Urteilens, eine Unfähigkeit, Vorstellungen zu bilden, die originelles selbständiges Denken voraussetzten, einen Mangel an Interesse für Dinge, die nicht ihre unmittelbaren Bedürfnisse berühren, eine deutliche Egozentrizität. Dafür waren alle diese Patienten sehr gewissenhaft, oft pedantisch-exakt, sehr fleißig und strebsam in ihrem Beruf. Wenn sie debil wirkten, ohne es wirklich zu sein, so beruht das nicht nur auf ihrem kindlich-einfachen und schlichten Denken, sondern fast noch mehr auf ihrer eigenartigen Affektivität: Sie waren gegenüber Leuten, die sie nicht kannten, scheu, ängstlich-zurückhaltend, hatten aber doch das Bedürfnis sich mitzuteilen, Rat und Hilfe zu suchen, waren also durchaus nicht verschlossen, ließen sich aber sehr leicht durch ein strenges, ernstes Fragen aus der Fassung bringen, konnten dann jeweilen rasch weinen und zittern. Sie waren weichherzig, empfindsam, liebebedürftig, aufrichtig, dabei sehr höflich, wagten es nie im geringsten aufzubrausen und aufzubegehren, sondern fügten sich still und lieb allen Anordnungen. Um ihre Angehörigen waren sie sehr besorgt, an ihre Eltern und Geschwister, an Frau und Kinder rührend anhänglich, überhaupt sehr anlehnungsbedürftig und fromm. Diese Mentalität erhellt am besten aus folgendem Brieffragment eines dieser Patienten, eines Bauernknechts und Fuhrmanns, den er aus der Untersuchungshaft seiner Frau schrieb:

„Es kommen mir halt immer die Tränen in die Augen um meinen lieben Bubi und meine besorgte Gattin. Der liebe Gott wird uns hoffentlich bald wieder vereinigen, daß ich für meine arme Familie sorgen kann, tue nur das Gebet nicht vergessen, kommt schon wieder besser, es ist ja unheimlich schwer für Dich, wollen wir wieder das Beste hoffen! ...“

Wiederum im Gegensatz zu der 1. Gruppe zeichneten sie sich durch kein unruhiges, unstätes, kompliziertes Leben aus, sondern sie entwickelten sich unauffällig und führten ein stilles, schlichtes Pflichtleben im engen Familienkreise.

Auffallend an ihrer Sexualentwicklung ist schon der verhältnismäßig späte Beginn der Pubertät, meistens erst um das 16.—17. Altersjahr. Der Sexualtrieb blieb bei fast allen ziemlich schwach und konnte durch gelegentliche Onanie befriedigt werden. Die Hälfte dieser Fälle hatte bei der Begutachtung noch nie sexuell verkehrt. Die ersten Sexualerlebnisse mußten deshalb bei diesen bis dahin sexuell unerfahrenen und teilweise auch unaufgeklärten Patienten besonders dann eine größere Wirkung entfalten, wenn durch diese Erlebnisse eine ihrem infantilen Charakter entsprechende jugendliche Triebeinstellung reaktiviert wurde. Im Gegensatz zur 1. Gruppe kommt also hier den „traumatischen Erlebnissen" eine große Bedeutung zu. Da es sich aber um größtenteils triebschwache, einfache Menschen ohne stärkere psychopathische Symptome handelt, vermochte die Sexualität nicht wie bei den typischen Exhibitionisten auf Charakter und Lebensweise so zurückzuwirken, daß ein eigentlicher Circulus vitiosus entstand, sondern die sexuellen Eigentümlichkeiten blieben ohne größeren Einfluß auf das allgemeine Verhalten der Leute. Als Beispiele solcher Sexualerlebnisse führen wir folgende an: Ein 31 jähriger Fuhrknecht, der vordem selten onanierte, beobachtete ein Schulmädchen, welches mit seinem Kleid an einem Balken hängen geblieben war, und wurde durch den Anblick von dessen Genitalien momentan gereizt. Er befreite das Mädchen aus seiner Lage, legte es aufs Heu und exhibierte vor ihm. Wahrscheinlich wurde durch dieses Erlebnis bei ihm der latent gebliebene Schau- und Zeigetrieb wach, vielleicht handelt es sich aber auch um eine den Coitus vorbereitende Handlung, wobei der eigentliche Akt aber nicht durchgeführt wurde, weil der Trieb zu schwach und die moralischen Hemmungen zu stark waren. Seit diesem Erlebnis löste der Anblick von Schulmädchen in ihm Lustgefühle aus, über deren Natur er sich aber nicht klar war und die sich erst in seinem 37. Altersjahre in einer neuen Exhibition (ohne Erektion oder Onanie) auswirkten, nachdem er durch eine Reihe anstrengender Fahrten mit Hochzeitsgesellschaften und gesteigerten Alkoholkonsum in einen Zustand der Ermüdung und Reizbarkeit gekommen war. Nach dem ersten Delikt wurde er mit einigen Wochen Gefängnis, nach dem zweiten, für das er vermindert zurechnungsfähig erklärt worden war, mit einer kleineren Gefängnisstrafe gebüßt. Ein Jahr später erfolgte unter ähnlichen Bedingungen eine weitere Exhibition, seither (seit 1917) kein Rezidiv. Der Patient hatte sich vor dem zweiten Delikt verheiratet; er war in seiner glücklichen Ehe sexuell wenig anspruchsvoll. — Ein anderer Patient war 16 jährig zur Onanie verleitet worden. Mit 21 Jahren wurde er, während er im Gebüsch verborgen onanierte, von einem Dienstmädchen beobachtet; dieses rief ihm erotische Scherzworte zu, worauf er fortsprang. Seither hatte er das Bedürfnis, beim Onanieren beobachtet zu werden, und onanierte einige Monate später aus der Ferne vor einem Hause, wurde von einer Dame mit dem Feldstecher beobachtet, mit 10 Tagen Gefängnis bestraft und verlor seine gute Stelle. Einige Monate darauf exhibierte er nachts vor einem erleuchteten Fenster, in welchem er den Schatten einer Frau gewahrte, wurde dabei von einem anderen Fenster aus beobachtet und verhaftet. Während der ambulanten psychiatrischen Beobachtung urinierte er einmal demonstrativ vor einigen Mädchen. Er wurde unzurechnungsfähig erklärt und stellte sich freiwillig unter Beistandschaft und ärztliche Behandlung. Seither (1914) immer rezidivfrei. —

Da es sich hier nicht um Psychopathen handelt, bei denen die Sexualität die ganze Psyche tyrannisiert, sondern um Menschen mit ziemlich schwachem Sexualtrieb und guter Moral, ist es verständlich, daß ihre einzelnen Delikte von Gelegenheitsursachen sich stark abhängig erwiesen. Soweit sich diese einfachen Patienten überhaupt über ihren Zustand vor und während der Exhibition äußern konnten, erfuhren wir nichts von jenen starken Verstimmungen mit innerer Unruhe, Angst usw., wie sie die typischen Exhibitionisten berichten. Sondern sie waren gewöhnlich infolge eines äußeren Anlasses ermüdet oder erregt, teilweise auch leicht alkoholisiert, als sie ihre Delikte begingen. Diese selbst sind insofern wieder charakteristisch, als sich die Täter entweder so scheu und zurückhaltend benahmen, daß sie den Zweck ihrer Tat gar nicht recht erreichen konnten, oder dann aber dermaßen unvorsichtig sich dabei verhielten, daß sie erwischt werden mußten. Nähere Beziehungen des Täters zu seinem Exhibitionsobjekt ließen sich hier nicht nachweisen; meist waren es Kinder, und zwar in der Mehrzahl, bisweilen aber auch ganz beliebige Frauen, vor denen exhibiert wurde. Da den Gelegenheitsursachen, wie eben bemerkt, hier eine große Bedeutung zukommt und endogene Momente viel weniger in Betracht kommen, ist es auch begreiflich, daß sie viel seltener exhibierten als die typischen Exhibitionisten und weder gewisse Örtlichkeiten noch Tageszeiten für ihre Delikte bevorzugten. Es handelt sich hier also meistens um Gelegenheitsexhibitionisten. Charakteristisch ist auch, wie naiv sich diese Fälle während und nach dem Delikt äußerten: Einer fragte z. B. seine Opfer (Schulmädchen), ob sie schon reif seien; ein anderer versprach harmlos, „etwas Schönes zu zeigen". Wurden sie erwischt, so benahmen sie sich wie auf frischer Tat ertappte Schuljungen, weinten, schämten sich, versprachen alles mögliche.

Prognostisch sind diese Fälle ziemlich günstig zu beurteilen; bloß einer dieser 4 Fälle wurde einmal trotz ärztlicher Kontrolle, und zwar schon 1917, rückfällig, die anderen blieben seit der Begutachtung rezidivfrei, während zwei von ihnen vorher trotz Gefängnisstrafen sich neuer

Delikte schuldig gemacht hatten. Bei den zwei unzurechnungsfähig Erklärten wurden Maßnahmen wie ärztliche Behandlung, Verbeiständung, Verpflichtung zur Alkoholabstinenz ergriffen. Der vermindert zurechnungsfähig Erklärte wurde zu einer Gefängsnisstrafe verurteilt. Da es sich hier durchweg um anständige und gewissenhafte Menschen handelte, die ihre Verpflichtungen hielten, war ein Erfolg von vornherein mit einer gewissen Wahrscheinlichkeit zu erwarten; dazu kommt aber noch, daß bei diesen Fällen, wie schon bemerkt, die Sexualität bei weitem nicht die dominierende Rolle spielt wie bei den typischen Fällen, daß sie nur wenige psychopathische Erscheinungen zeigten, daß es sich überhaupt um Menschen handelt, deren Entwicklung sich weniger in falschen Richtungen als in einem zu langsamen Zeitmaß vollzog, so daß sie wenigstens teilweise mit den Jahren reifer werden und ihre infantilen Gewohnheiten und Einstellungen allmählich verlieren konnten.

3. Gruppe.

Fall 3. W. H., geboren 1890, Fabrikarbeiter. Vater starb an Tuberkulose, als Patient einige Monate alt war. Verschiedene Geschwister des Patienten waren tuberkulös; die Tante und Großmutter des Vaters „schwermütig".

Patient wurde als jüngstes Kind von der tüchtigen, liebevollen Mutter sehr gewissenhaft erzogen, war deren Liebling. Stiller, ruhiger Knabe, guter, immer fleißiger Schüler. Machte im Ausland eine Lehre durch und verheiratete sich dort. In der Ehe still, las viel für sich oder beschäftigte sich mit seinem Kinde. Viele Sorgen und teils unnötige Ängste. Sehr empfindsam, weich, grüblerisch. Hielt es vor Heimweh im Ausland nicht mehr aus und kehrte 1915, infolge des Krieges mittelos geworden, mit Frau und Kind in seinen Heimatort zurück, körperlich geschwächt durch die Entbehrungen der Kriegszeit. Er schämte sich seiner Verarmung wegen, wurde zunehmend gedrückter, zog sich ganz zurück, weinte oft und vermochte nicht mehr richtig zu arbeiten. Er hatte schon vor der Ehe, in den schon damals bestehenden depressiven Verstimmungen, onaniert, war in der Ehe, in welcher die Frau durchaus das Regiment führte, sexuell nicht anspruchsvoll.

Im Frühjahr 1917 begann er wieder zu onanieren, bei schwülem Wetter und zunehmender ängstlicher Depression. Er flüchtete sich in den Wald, um dort ungestört onanieren zu können, wurde dabei einst von 2 Schulmädchen überrascht; diese sahen ihm zu, liefen lachend fort, beobachteten ihn aber insgeheim weiter, woraus er schloß, daß sie sich an seinen Manipulationen ergötzten. Er bemerkte, daß sich sein Penis erigierte, während er sich von den Mädchen beobachtet wußte; Monate lang vorher hatte er keine Erektion mehr gehabt. Nach diesem Erlebnis wurde er zusehends unruhiger, studierte immer „an dem Zeug herum", konnte fast keinen Schlaf mehr finden, mit seiner Familie kaum mehr sprechen, so daß es ihn immer wieder in den Wald trieb zu neuen Masturbationen. Die Onanie bedrückte ihn aber dann wieder und verstärkte seine Depression. Im Sommer 1917 begann er in ängstlicher Spannung sich Beeren suchenden Mädchen zu nähern mit entblößtem Penis und wurde dabei wiederholt beobachtet. Er legte auch Zettel auf die Waldwege, auf die er einen Penis gezeichnet und auf welchen er die Mädchen eingeladen hatte, ihm zuzuschauen, wie er „mit dem Seckel spiele". Während der Monate, in welchen er die Delikte beging, hatte er öfters mehr als gewohnt getrunken, um dadurch etwas freier und ungehemmter zu werden. Bei der Verhaftung gab er sofort alles zu.

In der psychiatrischen Untersuchung war er depressiv, verschüchtert, ängstlich, verlegen. Er sprach leise, schaute beständig auf den Boden, spielte mit den Fingern, verzog den Mund in kläglicher Weise wie ein kleines Kind, weinte wiederholt fassungslos, war äußerst empfindlich. Normale Intelligenz. Körperlich sehr klein, bleiches Gesicht, Neigung zu Schweißausbrüchen. Er wurde, 1917, unzurechnungsfähig erklärt, dem kantonalen Irreninspektorat unterstellt und zur Alkoholabstinenz verpflichtet. Er litt seit 1918 hier und da noch an depressiven Verstimmungen, beging aber keine neuen Delikte mehr.

Bei den 3 zu dieser Gruppe gehörenden Fällen handelt es sich um Menschen, in deren Familien teilweise eigentliche Schwermutsanfälle, teilweise aber bloß ängstliche und scheue Charaktere gehäuft vorkommen. Das Leben dieser Patienten erhält durch ihre *Ängstlichkeit* seine ganz bestimmte Färbung. Schon als Kinder entbehrten sie des frischen, natürlichen Wesens, waren sehr empfindsam, leicht verletzbar, scheu, zurückhaltend, sehr vorsichtig und friedlich, teilweise „verdrückt", unzugänglich. Die Meisten litten unter ausgesprochenen nächtlichen Angstanfällen und an Bettnässen. Da es sich aber um kraftlose, allen Widerständen zu leicht ausweichende Leute handelt, vermochten sie sich im Leben nicht leicht durchzusetzen, wechselten öfters ihre Arbeitsplätze und gelangten zu keiner sicheren Lebensstellung, obwohl sie meistens intellektuell normal und moralisch durchaus nicht minderwertig waren. Ihr Denken und ihre Interessen waren weitgehend durch ihre Affekte bestimmt. — Körperlich fielen sie durch ihr frühzeitiges Altern auf.

Alle diese Patienten waren in ihren Jünglingsjahren Onanisten. Zwei waren verheiratet, als sie ihre Delikte begingen, der Dritte hatte hie und da, wenn ihm die Freunde ein Mädchen zuführten, Sexualverkehr; er war viel zu scheu, um von sich aus Beziehungen anzuknüpfen, unterhielt aber bis kurz vor seiner Exhibition ein Verhältnis mit einer Fabrikarbeiterin, mit welcher er durch einen Freund bekanntgemacht worden war. Das Mädchen verleidete ihm, er fand nicht den Mut, neue Sexualbeziehungen anzuknüpfen, was seine Mißstimmung zu ängstlicher Spannung steigerte. Er begann, 22jährig, in dieser Situation wieder zu onanieren, zunächst im Verborgenen, in Werkstatt und Abort, dann wiederholt in Anwesenheit von Frauen im Freien, während er seinen Penis unter seinem Mantel versteckte. Schließlich onanierte er einmal offen vor einem 14jährigen Mädchen und gab als Begründung seiner Tat an, gedacht zu haben, daß ihn das Mädchen nicht anzeigen werde. Hier führt also die Sexualentwicklung von der Onanie zur normalen Sexualbeziehung und, sobald diese infolge des ängstlichen Charakters des Patienten unmöglich wird, zur Onanie zurück, die nun aber nicht mehr bloß durch eine sexuelle Vorstellung ausgelöst werden kann, sondern an die Gegenwart eines weiblichen Partners gebunden ist, vor dem zunächst versteckt, dann offen onaniert wird. Das Opfer ist lediglich

Mittel zu diesem Zweck. — In einem anderen Falle konnte sich ein 38-jähriger Familienvater, der in beständiger ängstlicher Sorge um seine Zukunft lebte, sexuell mit seiner Gattin nicht völlig befriedigen, weil er aus Angst vor neuen Schwangerschaften mit der sexuell frigid gewordenen Frau nur selten den Coitus interruptus ausführen konnte. Nach einer durchzechten Nacht wurde er mitten in der Stadt morgens durch den Anblick von ausgestellten Frauenakten sexuell dermaßen gereizt, daß er hemmungslos onanierte und dabei von 2 Frauen gesehen wurde. Beide Fälle befanden sich in einer sexuell unbefriedigenden Situation, durch welche ihre ohnehin bestehenden depressiven Mißstimmungen gesteigert wurden. Der Anblick einer weiblichen Person, sei es in Wirklichkeit oder auf einem Bilde, genügte, um sie zur Lösung ihrer ängstlichen Spannung durch Onanie ohne Rücksicht auf die Umgebung zu drängen.

Etwas komplizierter und der eigentlichen Exhibition als „Selbstzweck" sich mehr nähernd, sind die oben geschilderten Delikte des Falles 3. Hier besteht ein Circulus vitiosus: Infolge der Depression wird der Patient impotent; die dadurch bedingte Sexualstauung verstärkt die ängstliche Verstimmung und zwingt zur Wiederaufnahme der früher geübten Masturbation. Beim zufälligen Beobachtetwerden während des Onanierens tritt die Erektion wieder auf, so daß das Bedürfnis nach Wiederholung des Erlebnisses um so stärker wird, als Gewissensbisse wegen Masturbation seine Depression und dadurch seine ängstliche Spannung steigern.

Es liegt im Wesen dieser stark angstbedingten Exhibitionen, daß sie größtenteils sehr unvorsichtig und triebhaft vollzogen werden und deshalb rasch zur Anzeige gelangen. Entsprechend ihrem scheu-zurückhaltenden Charakter haben diese Patienten ihre Opfer nicht überrascht, sondern exhibierten entweder unvermittelt und für sie selbst unerwartet oder stellten es gleichsam den Opfern frei, der Exhibition beizuwohnen, wie es Fall 3 tat, als er seine „Einladungskarten" auf dem Wege zerstreute. Daß die Opfer dieser Fälle größtenteils Kinder waren, ist hier wohl nicht auf besondere Sexualeigentümlichkeiten zurückzuführen, sondern darauf, daß, wie einer dieser Fälle naiv, offenherzig zugab, die Kinder sie weniger der Gefahr auszusetzen schienen, erwischt zu werden; die Exhibition vor Erwachsenen hätte zudem auch sonst die Überwindung größerer Schwierigkeiten notwendig gemacht, zu der diese ängstlichen, alle Widerstände scheuenden Menschen nicht geeignet waren. Charakteristisch ist für diese Fälle ganz besonders die Reaktion auf ihr Delikt: Sie besteht immer in einer intensiven Steigerung der schon vorher nachweisbaren depressiven Verstimmung bis zu fassungslosem Weinen, Schlaflosigkeit, schweren Selbstvorwürfen usw. Diese Patienten unterscheiden sich von vielen anderen Exhibitionisten also dadurch, daß sie unter ihren Taten leiden und diese ernsthaft bereuen, nachdem sie in der psychiatrischen Untersuchung über Ursache und Bedeutung ihrer Delikte aufgeklärt worden sind. Es handelt sich hier, was aus der Entstehungsweise ihrer Delikte schon erklärlich ist, nicht um Patienten, die jahrelang mehr oder weniger häufig exhibierten, sondern um Fälle, die aus einer bestimmten unglücklichen Situation heraus, bei welcher in 2 Fällen auch Alkoholmißbrauch mittelbar mitwirkte, einmal oder in einer Serie von Fällen exhibierten. — 2 dieser Fälle wurden vermindert zurechnungsfähig erklärt und bedingt zu kleinen Gefängsnisstrafen verurteilt; einer wurde unzurechnungsfähig erklärt. 2 wurden dauernd ärztlich behandelt und zur Alkoholabstinenz verpflichtet. Von keinem dieser 3 Fälle — der letzte wurde im Jahr 1921 begutachtet — wurden neue Delikte bekannt.

4. Gruppe.

Fall 4. W. P., geboren 1877, Eisenbahnkondukteur. Vater nervös, machte ungeschickte Geschäfte, wurde geschieden; Bruder und Vetter des Vaters geisteskrank.

Patient war von jeher scheu, still, überempfindlich, wurde infolge der unglücklichen Familienverhältnisse noch zurückhaltender. Er war intelligent, aber unbeholfen und ungeschickt im Verkehr mit anderen Leuten. Bis zum 10. Jahr Bettnässer, als Jüngling starker Onanist. Hatte als junger Mann verschiedene Sexualbeziehungen und infizierte sich dabei mit Gonorrhöe. Seither noch viel scheuer, oft erbittert und reizbar. Mied den Umgang mit Frauen. Mit 25 Jahren wurde er beim Urinieren auf der Straße von Mädchen beobachtet und sah, daß diese ihm dabei mit Wohlgefallen zuschauten; er bekam eine Erektion und onanierte unmittelbar nachher. Seither stellte er sich oft vor, daß weibliche Personen ihn beim Onanieren beobachteten, wodurch sich seine sexuelle Befriedigung erheblich steigerte. Mit 29 Jahren verheiratete er sich mit einer geschiedenen Frau; im sexuellen Verkehr war er zunächst hitzig, dann zurückhaltend. Mit 33 Jahren erkrankte er an einer doppelseitigen Spitzentuberkulose, seine Reizbarkeit nahm dadurch stark zu, er konnte im Affekt eine Uhr zum Fenster hinauswerfen oder seine Kleider zerreißen und stritt oft mit seiner Frau. Die Onanie mit der Vorstellung sich daran ergötzender weiblicher Personen setzte er fort und hatte einen größeren Genuß daran als beim gewöhnlichen Sexualverkehr. Er onanierte 34jährig einst vor einem Küchenfenster und wurde mit 2 Tagen Gefängnis bestraft. Sechs Jahre später exhibierte er wiederholt in Hausgängen vor Frauen und verdeckte teilweise während seiner Masturbation das Gesicht. Mit 40 Jahren flattierte er einst in einem Gäßchen einem Hund, griff ihm an die Genitalien und strich seine Hand an dem Tier ab, worauf er wiederum (1917) begutachtet wurde, nachdem er schon im Jahr zuvor ärztlich untersucht und behandelt worden war, die Behandlung aber vorzeitig abgebrochen hatte. Er wurde beide Male unzurechnungsfähig erklärt. Bei der psychiatrischen Untersuchung verhielt er sich sehr erregt, weinte rasch, zeigte eine beständige körperliche Unruhe und eine sehr bewegliche Mimik. Er bereute seine Delikte und gab an, seinem Exhibitionstrieb nur dann Widerstand leisten zu können, wenn er mit seiner Uniform bekleidet sei.

Sechs Jahre nach der 2. Begutachtung, nach welcher er wiederum ärztlich behandelt worden war, exhibierte er von neuem.

Die Gruppe von Exhibitionisten, zu welcher dieser und vier ähnliche Fälle gehören, zeichnet sich durch eine eigentümliche Kombination von *gesteigerter affektiver Erregbarkeit und Retentionsfähigkeit mit einer gewissen Unbeholfenheit* aus. Sämtliche Fälle weisen erbliche Belastung auf: Mit Alkoholismus (2 Fälle), Haltlosigkeit der Mutter, speziell in sexueller Beziehung (2 Fälle), Schizophrenie (1 Fall); der Vater eines dieser Patienten wurde wegen Brandstiftung bestraft. Die Familienverhältnisse, unter denen diese Patienten aufwuchsen, waren größtenteils ungünstig (Scheidung der Eltern, uneheliche Geburt, schlechte soziale Lage infolge Trunksucht usw.). Sämtliche Patienten zeigten schon in ihrer Jugend ein heftiges Temperament mit Neigung zu Jähzornsausbrüchen, Affekthandlungen, triebhaftem Davoneilen; sie konnten sich nirgends leicht anschließen und anpassen, da sie äußerst verletzbar waren und sich leicht ungerecht behandelt fühlten. Sie waren deshalb am liebsten allein, gingen ihren Liebhabereien nach oder widmeten sich mit wechselnder Energie ihrem Beruf. Charakteristisch für sie war, daß sie stark nachtragend waren, wirklich oder vermeintlich erlittene Unbill nicht vergessen konnten, sich in Trotz und Verbissenheit oder aber in eine gewisse stumpfe Gleichgültigkeit hineintreiben ließen, ihre überschüssigen Affekte oft am falschen Ort und zu unrichtiger Zeit entluden. Daneben erwiesen sie sich durchweg als ungeschickt und unbeholfen in jeder nicht gewöhnlichen Situation, trotz bei allen Fällen durchschnittlicher Intelligenz. Wir finden also hier insofern einen Gegensatz zum Verhalten der ersten 2 Gruppen, als diese Patienten sich nicht vorwiegend passiv, rührselig, empfindsam und gutherzig zum Leben einstellten, sondern mit heftigsten Affekten auf ihre Erlebnisse reagierten, insofern Gemeinsames, als sie unfähig waren, sich auf natürliche, tatkräftige Weise mit ihren Erfahrungen abzufinden und diese für die Zukunft richtig zu verwerten. Die Moral dieser Patienten war durchweg nicht hochwertig, gröbere Verstöße gegen die übrigen sittlichen Forderungen waren zwar nicht häufig; nirgends aber fanden sich altruistische Regungen und ein ausgeprägtes Verantwortungsgefühl, dafür eine gewisse Leichtfertigkeit in der Beurteilung der eigenen Handlungen und ein ausgesprochener Egoismus. Es liegt im Charakter dieser Patienten begründet, daß sie sexuelle Beziehungen mit durchaus minderwertigen Frauen von dirnenhaftem Charakter anknüpften; die ehelichen Verhältnisse waren bei allen bald zerrüttet, weil in der Mehrzahl der Fälle die Frauen ihren Gatten untreu wurden oder weil diese mit ihrem unbeherrschten, reizbaren Wesen ihren Gattinnen das Leben sehr erschwerten. Alle diese Patienten hatten schon vor ihrer Ehe, nachdem sie die gewöhnliche Onanieperiode durchlaufen, mehr oder weniger oft Sexualbeziehungen mit Dirnen. Einer hatte sich dabei dreimal mit Gonorrhoe infiziert, sich eine chronische Cystitis und Urethralstriktur zugezogen, was zu einem beständigen Reizzustand in der Genitalsphäre führte. Ein weiterer Patient hatte ebenfalls Gonorrhoe acquiriert und wurde zudem tuberkulös. 2 andere Patienten hatten andere körperliche Leiden und tranken hie und da in ihre Erregung hinein. Wieder ein anderer Patient war taubstumm und schon dadurch nicht in der Lage, seinen Gefühlen auf richtige Weise freien Abfluß zu verschaffen. Daß alle diese Patienten jahrelang sich auf normale Weise sexuell betätigen konnten und erst zwischen dem 30. und 40. Lebensjahre zum ersten Mal exhibierten, weist schon darauf hin, daß hier der Exhibitionismus nicht auf ein Steckenbleiben der Sexualentwicklung wie bei einem Teil der „typischen" und bei den „infantilen" Exhibitionisten zurückgeführt werden kann, sondern, daß hier ganz bestimmte Momente vorhanden sein müssen, welche diese Änderung der Sexualbetätigung herbeiführten. Die gewohnten „sexuellen Traumen" (Beobachtetwerden durch Frauen beim Urinieren usw.) lassen sich nur bei einem dieser Patienten nachweisen; gerade dieser (oben beschriebene) Fall zeigt aber auch, daß dieses Erlebnis allein zur Bildung bzw. Auslösung der Exhibitionstendenz nicht genügt hat, indem der Patient in den dem Erlebnis folgenden Jahren sich weiter auf normale sexuelle Weise befriedigen konnte und erst dann zu exhibieren begann, als er in seinem Selbstgefühl durch die beständigen Vorwürfe seiner Frau verletzt und immer mehr gereizt wurde. Dadurch wurde das sexuelle Erlebnis, das ihn in der Phantasie stets beschäftigt hatte, erst wirksam, indem er nun durch die Exhibition nicht bloß jene lustbetonte Situation wieder herbeiführen, sondern zugleich dem Protest gegen seine Frau und seinem Rachebedürfnis infolge der durch andere Frauen (Gonorrhoe usw.) erlittenen Unbill Ausdruck zu geben vermochte. Fast noch deutlicher wird dieser Mechanismus bei den anderen Patienten, welche keines der üblichen Exhibitionistenerlebnisse erlitten hatten, sondern andere körperliche und seelische Traumen (Geschlechtskrankheiten, Untreue der Gattin usw.), mit denen sich diese unbehilflichen, sehr empfindlichen, in ihrer Eigenliebe gekränkten, intensiv und lange nachtragenden Patienten weder abfinden noch die sich daraus ergebenden Konflikte auf irgend eine andere Weise lösen konnten. Die Erbitterung beschränkte sich dann nicht auf die eine Frau, von der sie sich hintergangen fühlten, sondern verallgemeinerte sich und führte zu einer Ablehnung und zum Haß gegen die Frau überhaupt, wie es denn im Charakter dieser Leute begründet liegt, sich sowohl zu einzelnen Affekthandlungen hinreißen als in eine gänzlich falsche Einstellung zum Leben hineindrängen zu lassen. Es ist interessant nachzuweisen, daß sowohl der intellektuell wie auch der moralisch minderwertigste dieser Patienten nicht über die nötige Konsequenz verfügten, um in dieser Stellung und ihrer Auswirkung, der Exhibition als Protestsymbol, zu beharren, sondern nach einer kleineren Serie von Delikten wieder die normalen Sexualbeziehungen aufzunehmen vermochten. Demgegenüber konnten die anderen, moralisch lange nicht so leichtfertigen und deshalb durch ihre Erlebnisse in der Ehe schwerer getroffenen Patienten ihrer Exhibitionstendenz nicht Herr werden, sondern ließen sich von Zeit zu Zeit immer wieder neue Delikte zuschulden kommen. Der eine dieser letzteren Fälle zeichnete sich durch eine ganz exzessive Exhibitionsneigung aus, welcher er ganz wahllos auf Straßen, in seiner Wohnung, in den Anlagen vor Frauen und Kindern Folge leistete. Typisch ist hier auch, wie sich bei ihm allmählich jede affektive Erregung, insbesondere jede Zornaufwallung in Form einer neuen Exhibition entlud. Bei diesen Fällen ist also oft nichts mehr von der scheuen Zurückhaltung des „typischen" Exhibitionisten bemerkbar, die sich auch in der Art der Vornahme der Exhibition offenbart, sondern hier fällt im Gegenteil oft die dreiste Offenheit und plumpe Frechheit auf, mit welcher die Exhibition durchgeführt wird. Der feiner konstruierte Patient des Falles 4 freilich gelangt nie zu solch derben Protestkundgebungen, sondern scheint schon dadurch, daß er sich bei seinen seltenen Delikten das Gesicht verdeckte, nicht bloß sich unkenntlich machen zu wollen, sondern vielleicht auch ein gewisses Schamgefühl zu verraten; andererseits zeigt er durch diese Maskierung, daß es ihm bei der Exhibition viel weniger darauf ankommt, sein Opfer zu sehen, wie bei den „Infantilen", als von diesem gesehen zu werden.

Diese Patienten sind fast durchweg dermaßen reizbar und so wenig einer sachlichen Aufklärung zugänglich, daß die gerichtlichen Verfolgungen ihrer Delikte keinen nennenswerten Einfluß auf sie auszuüben imstande waren. 2 von ihnen wurden unzurechnungsfähig und 3 vermindert zurechnungsfähig erklärt. Die beiden unzurechnungsfähig Erklärten, von dener einer bevormundet wurde, wurden zu ärztlicher Behandlung verpflichtet, brachen diese jeweilen aber vorzeitig ab und wurden beide rückfällig. Von den 3 vermindert Zurechnungsfähigen blieben 2, die leichte Gefängnisstrafen erhalten und, wie oben bereits bemerkt, sich infolge ihrer moralischen und intellektuellen Schwäche nicht so sehr wie die übrigen auf die Exhibition versteift hatten, rezidivfrei, während der 3., der seine ärztliche Behandlung nicht durchgeführt hatte, wiederholt wegen neuer Exhibitionen bestraft werden mußte. Die Prognose dieser Fälle ist also im allgemeinen ziemlich ungünstig; sie wird, was wichtig festzustellen ist, nicht durch den Grad des moralischen und intellektuellen Wertes bestimmt, sondern weit mehr durch die allgemeine Affektlage und durch die Schwere der Lebenserfahrungen, welche im Verein mit der allgemeinen Unbeholfenheit und Anpassungsunfähigkeit das Protestbedürfnis dieser Leute stets unterhalten.

5. Gruppe.

Fall 5. M. H., geboren 1883, Packer. Vater leichtsinnig, Vater der Mutter Schürzenjäger, grob; Bruder der Mutter Lump und Vagant; Mutter tüchtig und gut.

Patient wurde bei verschiedenen Familien verkostgeldet und dann vom 10. bis 16. Jahr in einer Erziehungsanstalt untergebracht, verhielt sich dort still, klaglos, sehr zurückhaltend, körperlich schlaff und unbeholfen. Er erlernte die Sattlerei, gab aber den Beruf auf, weil ihm sein Meister nicht gefiel, bereitete sich zum Bahnkondukteur vor, fand aber, nachdem er den Unterricht infolge des Militärdienstes hatte unterbrechen müssen, nicht mehr die nötige Energie, um die Kondukteurschule zu beendigen, sondern arbeitete als Portier in verschiedenen Orten und wurde schließlich Magaziner und Packer in einer Fabrik. Dort arbeitete er fleißig in den 10 der Begutachtung vorausgehenden Jahren und sorgte für seine Mutter. — 1920 lernte er seine Frau durch ein Inserat kennen; obwohl sie ihm nicht gefiel, heiratete er sie; die Ehe wurde bald, infolge der Delikte des Patienten, geschieden.

Als ca. 12jähriger Schüler wurde Patient einst beim Ausziehen in der Anstalt von der jungen Haushälterin überrascht, was ihn dermaßen erregte, daß er diese Situation einige Male absichtlich herbeiführte. Er begann dann hier und da zu onanieren. Als Portier besuchte er Bordelle, verkehrte auch später mit Dirnen; er war zu scheu, um sich ehrbaren Frauen zu nähern. Im Alter von 25 und 27 Jahren zog er sich zum erstenmal kleinere Gefängnisstrafen zu, da er jeweilen an mehreren Abenden auf Schulplätzen, bei einer Laterne stehend, vor halbwüchsigen Mädchen sein Membrum entblößte und dieses stumm gegen sie streckte. Zwei Jahre später zog er sich in seinem Zimmer tagsüber nackt aus, stieg so auf einen Stuhl und richtete durch Gebärden die Aufmerksamkeit von jungen Schneiderinnen, die im Hause gegenüber arbeiteten, auf sich. In einer ersten ambulanten psychiatrischen Untersuchung, 1912, wurde er als moralisch gleichgültiger Psychopath beurteilt, zurechnungsfähig erklärt und mit einer Woche Gefängnis bestraft. In den folgenden Monaten exhibierte er vor einer großen Zahl von Frauen und Mädchen und wurde 1913, nachdem er einem 6jährigen Mädchen den Rock aufgehoben und dessen Gesäß entblößt hatte, zu 2 Monaten Gefängnis verurteilt. 1914 rüttelte er an verschiedenen Abenden am Gattertor eines Arzthauses in einem Dorfe und exhibierte vor den dadurch aufmerksam gewordenen Mägden. Einmal lief er mit entblößtem Penis durch ein Dorf, vor allen ihm begegnenden weiblichen Personen scheinbar urinierend. Er äußerte damals vor dem Richter, daß ihn der Anblick weiblicher Personen einfach zur Exhibition nötige, ohne daß er „eigentlich geschlechtlich erregt“ sei; „ich bin ganz närrisch und verrückt auf das Weibervolk und habe meine Freude daran, wenn ich den Weibern meine Sache zeigen kann“. Er habe nie den Wunsch verspürt, diese Frauen zu vergewaltigen. Strafe: 2 Monate Gefängnis. Im folgenden Jahr wurde er wegen ähnlicher Delikte im Militärdienst aus der Armee entfernt. 1919 legte er sich bei einem Straßenbord nieder und machte während $\frac{1}{4}$ Stunde coitusähnliche Bewegungen, so daß vorübergehende Frauen diese und sein nacktes Gesäß sehen mußten. Strafe: 1 Monat Gefängnis. 1920 besuchte er seine Braut, exhibierte vor verschiedenen Frauen und wurde zu 1 Monat Gefängnis verurteilt. Im Verlauf seiner kurzen Ehe war er, während seine Frau „hitzig“ war, sexuell zurückhaltend und so schlapp verdrossen, daß die Ehe unglücklich wurde. 1923 wurde er zum zweitenmal psychiatrisch begutachtet, nachdem er vor verschiedenen Mädchen in einem Dorf exhibiert hatte.

Bei der psychiatrischen Untersuchung: Schmächtig, schlechte Haltung, schlaffes, bleiches Gesicht mit mattem, gleichgültigem Ausdruck. Schwächling, zurückhaltend, korrekt, sanft, scheu, gedankenarm, unbeholfen antwortend, interesselos, langweilig, bisweilen stuporös. Kein tieferer affektiver Rapport, intellektuell mittelmäßig begabt, denkt über nichts nach, hat kein Verständnis für die Folgen seiner Delikte; der Schaden bestehe darin, „weil es öffentliches

Ärgernis ist". Gibt ohne weiteres zu, seit seiner ersten Bestrafung mindestens jeden Monat einmal exhibiert zu haben; es gehe ihm eben wie einem Gewohnheitstrinker. Er kämpfe bisweilen schon gegen den Exhibitionstrieb, „aber nicht lange". „Natürlich mit aller Energie, wenn ich wollte, könnte ich das Exhibieren vermeiden. Ich habe aber oft zu wenig Energie". Früher habe er bei den Exhibitionen onaniert, jetzt komme dabei meistens die Ejaculation ohne Masturbation. Er träume, daß Frauen ihm ihr nacktes Gesäß zeigen, worauf er seine Hose öffne und exhibiere. Während der ersten Nächte der klinischen Beobachtung hatte er wiederholt Pollutionen auf solche Träume. — Patient wurde leicht vermindert zurechnungsfähig erklärt und auf seinen ausdrücklich geäußerten Wunsch hin im Herbst 1923 kastriert. Seither keine Delikte mehr. Libido und Erektionen verschwunden, still, matt und in seinem Berufe fleißig wie bisher.

Die beiden zu dieser Gruppe gehörenden Fälle zeichneten sich vor allem durch ihre *Schlaffheit und Passivität* aus. Auch die „typischen" Exhibitionisten lassen diesen Zug nie vermissen, zeigen aber daneben, teilweise als Kompensationserscheinungen, gesteigerte Reizbarkeit, Übergewissenhaftigkeit, Eitelkeit, Anlehnungs- und Liebebedürfnis. Bei diesen 2 Fällen beherrscht das passive Moment durchaus Charakter und Leben. Sie waren sanftmütig, scheu, still, brav, ohne sich durch besonders exakte Leistungen auszuzeichnen, ließen sich in ihrem Leben zunächst hin und her treiben, bis sie einen gewissen Ruhepunkt gefunden hatten, auf dem sie nun stumpf verharrten. Sie waren gedankenarm, gleichgültig; ihre Verschlossenheit ist nicht der Ausdruck einer Verinnerlichung oder die Folge einer übertriebenen Empfindlichkeit, sondern die Äußerung eines interesselosen, gutmütigen Wesens. Die Unfähigkeit, selbst kleine Schwierigkeiten zu überwinden, zeigt sich im Leben unseres oben dargestellten Falles sehr deutlich: Er gibt nach einer Auseinandersetzung mit seinem Meister den gründlich erlernten Sattlerberuf auf, verläßt auch, weil ihm ein Militärdienst dazwischen kommt, die schon teilweise absolvierte Kondukteurschule und begnügt sich schließlich mit dem seiner intellektuellen Leistungsmöglichkeit nicht im geringsten entsprechenden Posten eines Magaziners und bringt die Energie, eine bessere Stellung zu erreichen, nicht mehr auf. Auch der andere Patient, ein geschickter Lithograph, läßt sich widerstandslos vom Leben hin und her treiben, ohne auch nur den Versuch zu machen, sich irgendwo durchzusetzen und eine günstige Lebensstellung zu erreichen. Ihr gleichgültig-schlampiges, jeder aktiven Äußerung bares Wesen äußerte sich auch in dem matten, leeren Gesichtsausdruck und in der schlappen Körperhaltung. Interessant ist, daß beide Fälle blutsverwandt mit Leuten sind, die einerseits durch ihr reizbares, jähzorniges Benehmen mit teilweise gesteigertem und hemmungslos sich auswirkendem Sexualtrieb, andererseits durch allgemeine Leichtfertigkeit und Vagantentum auffallen, also durch Charakterzüge, die entweder dem „Gegenteil" oder einer intensiven Steigerung derjenigen unserer Patienten entsprechen.

Daß bei diesen passiven, interessearmen Naturen der Sexualtrieb eine große Bedeutung erhalten konnte, ist ebenso verständlich wie die Tatsache, daß er sich gerade in der Form der Exhibition äußerte, also in einer sexuellen Betätigungsweise, welche diesen Leuten schon deshalb gut angepaßt ist, weil hier nicht wie bei den gewöhnlichen Sexualbeziehungen Widerstandsmöglichkeiten von seiten des Sexualpartners vorhanden waren. Bei einem dieser Fälle entwickelte sich die Exhibition fließend aus der Onanie: Er besaß ohnehin einen schwachen Sexualtrieb und bedurfte daher in späteren Jahren, da sexuelle Phantasien ihn nicht mehr genügend erregen konnten, des Anblicks von hübschen Mädchen, um zu einer Erektion zu kommen. Während er zunächst im Verborgenen nachts vor Dienstmädchen onanierte, ließ er sich später, mit 30 Jahren, dazu verleiten, auch tagsüber in Gängen in Anwesenheit von Mädchen zu onanieren, und wurde dabei wiederholt verhaftet. Er war zweimal verheiratet, die erste Frau brannte ihm durch; bei der zweiten Frau war er häufig impotent und ließ sich deshalb von ihr masturbieren. Durch die Exhibition erzielte der triebschwache und phantasiearme Patient dieselbe Reizsteigerung wie durch die Masturbation, die seine Frau an ihm vornehmen mußte. — Etwas anders entwickelte sich die Exhibition beim oben dargestellten Fall: Hier löste offenbar der Zufall, daß er in nacktem Zustand von einer jungen Frau überrascht wurde, die ersten sexuellen Regungen aus; es folgte das Bedürfnis, diese lustbetonte Situation wieder herbeizuführen, und daraus entwickelte sich die Gewohnheit, die mit der Zeit so stark wurde, daß schließlich der Anblick von weiblichen Personen fast automatisch ihn zum Exhibieren veranlaßte. Gerade weil es sich um einen passiven, unbeholfenen, trägen Menschen handelt, der keine Interessen für Neues besitzt, ist es verständlich, daß er bei der durch dieses erste Sexualerlebnis determinierten sexuellen Betätigungsform beharren mußte. Wäre er nicht von Natur aus so schlaff und inaktiv veranlagt gewesen, so hätte das alltägliche Sexualerlebnis zufälligen Überraschtwerdens beim Entkleiden nicht die Bedeutung eines die Richtung seines Sexualtriebes bestimmenden Ereignisses erhalten können. So aber wurde die Exhibition gleichsam das Symbol seiner ganzen psychischen Haltung. Unser Patient hat nun wohl, durch Kameraden veranlaßt, zeitweise auch mit Dirnen verkehrt, ferner nicht bloß mit seinem Membrum, sondern bisweilen auch mit seinem Gesäß exhibiert und wenigstens einmal auch das Gesäß eines Mädchens entblößt. Ob es sich hierbei bloß um die Auswirkung des mit dem Zeigetrieb eng zusammenhängendem Schautriebes oder um die Projektion seiner Exhibitionstendenz auf das Mädchen handelt, müssen wir dahingestellt lassen.

Die Exhibitionen dieser beiden Fälle veränderten sich im Laufe der Jahre insofern, als sie in immer hemmungsloserer Weise durchgeführt wurden: Fall 5 konnte schließlich mit entblößtem Penis mitten durch ein Dorf eilen und vor jeder ihm begegnenden weiblichen Person exhibieren. Typisch für das gleichgültige, gedankenarme Verhalten dieser Leute ist die Reaktion auf ihre Delikte: Sie litten nicht unter ihren Taten, hatten kein Gefühl und kein Verständnis für den Schaden, den sie anrichteten, bedauerten nur, daß sie erwischt wurden, ließen sich sehr leicht vertrösten und gaben leichthin Versprechungen ab, rechneten aber doch damit, wieder rückfällig zu werden. Fall 5 vergleicht sich denn auch mit einem Gewohnheitstrinker, konstatiert, daß es ihm einfach an der nötigen Energie fehle, um seinen Trieb zu meistern. Unter diesen Umständen ist es begreiflich, daß diese Patienten immer wieder rückfällig wurden; vormundschaftliche und ärztliche Bemühungen hätten bei ihnen schon deshalb zu keinem dauernden Erfolg führen können, weil zu wenig Angriffspunkte für ein sachgemäßes Handeln vorhanden gewesen wären. Da bei der forensischen Begutachtung die moralische Schwäche, die allgemeine Gleichgültigkeit, stark ins Gewicht fallen mußte, während schwere psychopathische Symptome bei diesen Fällen nicht nachzuweisen waren, wurden beide Fälle als zurechnungsfähig erkannt und jeweilen wieder bestraft. Daß auch diese Behandlung ohne Erfolg blieb, versteht sich angesichts des schwächlich-passiven Charakters dieser Patienten von selbst. Erst die Kastration, die bei Fall 5 durchgeführt wurde — der andere Patient wurde ausgewiesen —, führte zum endgültigen Aufhören der Delikte.

6. Gruppe.

Fall 6. M. G., geboren 1867, Ingenieur. Vater auffallend verschlossen, sehr tüchtig; eine Schwester des Patienten starb durch Suizid mit ihrem Bräutigam, der sie geschwängert hatte. Patient wurde sehr streng erzogen, war ein kräftiges, lebhaftes Kind, sehr fleißig in der Schule, hatte immer die besten Zeugnisse, strebte nach Hohem, mußte aber seinem Vater zulieb ein Handwerk erlernen. Nach Absolvierung der Lehre erreichte es der seinen Eltern sehr anhängliche Patient, nachdem er als Handwerker genügend verdient hatte, mit 24 Jahren das Technikum zu besuchen, lernte dort wieder äußerst intensiv und erhielt das beste Abgangszeugnis. Er arbeitete nun in verschiedenen technischen Betrieben und wurde schließlich Oberingenieur einer großen Fabrik. Im Geschäft war er übertrieben energisch, stellte überspannte Anforderungen an sich und an seine Untergebenen, war äußerst streng und oft gereizt. Wegen seiner konstruktiv-erfinderischen Veranlagung war er sehr geschätzt; wochenlang konnte er intensiv über einer Arbeit sitzen und grübeln, bis er die richtige Lösung gefunden hatte. Er arbeitete nicht um materiellen Gewinn, sondern rein der Sache wegen, war im großen wie im kleinen übergewissenhaft; er konnte, wenn etwas nicht seinen Anordnungen gemäß durchgeführt wurde, heftig und aggressiv werden. Kriecherisch war er nie.

Mit 17 Jahren begann Patient zu onanieren; sein Sexualtrieb war äußerst stark; er hatte hier und da normalen Sexualverkehr und zog sich dabei eine Gonorrhoe zu. Mit 20 Jahren fiel ihm auf, daß ihn der Anblick junger Mädchen, besonders deren Unterkleider, sexuell erregte. Sah er solche Mädchen sich bücken und sich gar unter den Rock greifen, hatte er sofort eine Erektion. Sein Sexual-

trieb war besonders intensiv, wenn er übermüdet und überreizt war und dann
Alkohol zu sich nahm. Konnte er längere Zeit nicht coitieren, so steigerte sich
sein Sexualtrieb bis zu Mißempfindungen. Mit 33 Jahren verheiratete er sich mit
einer 11 Jahre jüngeren Verwandten, die durch ihr backfischmäßiges Wesen auffiel. Beide waren sexuell äußerst anspruchsvoll, konnten in der ersten Ehezeit
in jeder Nacht 3—4 mal verkehren. Er pflegte die Genitalien seiner Frau zu küssen
und sie zu veranlassen, ihm dasselbe zu tun. Besonders befriedigte es ihn, vor
dem Coitus seiner Frau seine Genitalien zu demonstrieren. War er sexuell erregt,
so pflegte er keine Rücksicht auf seine Umgebung zu nehmen und sich zu Intimi-
täten hinreißen zu lassen, ohne an die Gefahr des Überraschtwerdens zu denken.
Mit 34 Jahren beging er das erste Sexualdelikt: Seine Frau war an einem Puerperal-
fieber erkrankt, wodurch der Sexualverkehr für längere Zeit verunmöglicht wurde.
Patient befand sich damals in einem Zustand großer Reizbarkeit infolge ange-
strengtester Berufsarbeit. Auf einer Reise mußte er sich, nachdem er etwas Wein
getrunken hatte, infolge des Regens mit anderen Leuten unter ein Dach flüchten
und urinierte dann so auffallend, daß Kinder ihn sehen konnten. Er blieb mit
entblößtem Membrum ca. $^1/_4$ Stunde am gleichen Ort stehen und exhibierte vor
verschiedenen vorübergehenden Frauen. Dem Polizisten versuchte er zu ent-
fliehen, wurde verhaftet und mit einer Buße von 100 Fr. bestraft. — 10 Jahre
später geriet er wiederum durch übertriebenes Arbeiten, in welchem er sich kaum
mehr die Zeit zum Essen nahm, in einen Zustand nervöser Erschöpfung, schlief
unruhig, vernachlässigte sein Äußeres, war hochgradig reizbar und zerstreut.
Sexuell war er noch erregter als sonst und in den dem zweiten Delikt vorausgehenden Wochen plötzlich impotent, was ihn äußerst beunruhigte und seine Sexualspannung außerordentlich steigeite. Er mußte damals in eine fremde Stadt ver-
reisen, trank an dem schwülen, gewitterhaften Junitag $^1/_2$ l Rotwein, spazierte
bis zur Abfahrt seines Zuges in einem öffentlichen Park und schaute jungen Mädchen
zu, bei denen beim Turnen die Unterkleider sichtbar wurden, was ihn sexuell stark
erregte. Er entblößte an einer verborgenen Stelle seinen Penis und rieb etwas
daran, ohne eine Ejaculation zu erzielen. Er begab sich dann auf eine Bank. bei
der einige Mädchen spielten. Als eines derselben sich unter den Rock zwischen
die Beine griff, stellte er sich neben einen Baum und exhibierte, worauf die Mädchen
sich flüchteten. Er wurde verhaftet und bat die Polizisten weinend, ihn gehen
zu lassen, da er nur habe urinieren wollen.

In der psychiatrischen Untersuchung fiel er durch seine große hagere Ge-
stalt, sein asymmetrisches Gesicht, gesteigerte Reflexe und Dermographie auf.
Seine Schrift war frauenhaft weich und sein Gesicht hatte bald einen gutmütigen,
bald einen gespannten Ausdruck. Er verhielt sich äußerst korrekt, pünktlich
und taktvoll, konzentrierte sich mit schärfster Energie auf das Gesprächsthema,
so daß seine Haltung etwas Gezwungenes, Unnatürliches hatte. Seine Stimmung
war depressiv; oft brach er in ein krampfhaftes Schluchzen aus und äußerte Suizid-
ideen. Er gab an, daß ihm erst in der Untersuchungshaft die Strafwürdigkeit
seiner Handlung recht bewußt geworden sei, und zeigte echtes Mitgefühl mit
seinen Opfern. Beim Assoziationsexperiment fiel die Menge von Komplexreak-
tionen auf: Wörter wie hübsch, rein, küssen, sündigen, verachten lösten stuporähnliche Zustände aus. Auf die Reizwörter „Angst" und „fürchten" antwortete
er nach stark verlängerter Reaktionszeit mit „unmännlich". Die Prüfung des
psychogalvanischen Phänomens ergab einen starken Ausschlag, wenn ihm Frauen-
aktbilder gezeigt wurden; die Reaktion war schwächer, wenn ihm entsprechende
Bilder unerwachsener Mädchen vorgewiesen wurden. Nachdem er 50 g Alkohol
(in Form $^1/_2$ l Weins) getrunken hatte, zeigte es sich, daß nun Aktphotographien
unerwachsener Mädchen einen viel stärkeren Ausschlag gaben als diejenigen von

Frauen. Er wurde unzurechnungsfähig erklärt und zur Alkoholabstinenz verpflichtet. Seit der Begutachtung im Jahre 1911 wurden keine weiteren Delikte mehr bekannt.

Interessanter als die erbliche Belastung des eben dargestellten Falles ist diejenige des anderen zu dieser Gruppe gehörenden Patienten: Sein Vater war ein Alkoholiker, der in seinem Alter exhibierte; sein Sohn war ein typischer Exhibitionist, seine Mutter eine energische, sparsame, harte Frau, sein Bruder ausgesprochen energielos. — Charakterologisch fielen diese beiden Fälle dadurch auf, daß sie fast genau das Gegenteil der bei den „typischen" Exhibitionisten beobachteten Eigenschaften aufwiesen: Sie waren nicht weichherzig, scheu, ängstlich, passiv-energielos, sentimental, übertrieben schamhaft, sondern sie zeichneten sich durch ihre *überstraffe Energie*, ihr zielbewußtes Handeln, ihre Hartnäckigkeit im Durchsetzen eines Planes, durch ihre übertriebenen Anforderungen an sich und an andere, ihr strenges, kalt- und hartherzig wirkendes Wesen und ihre Verschlossenheit aus. Ihr Charakter stimmte mit demjenigen des typischen Exhibitionisten nur insofern überein, als sie ebenso korrekt, gewissenhaft und taktvoll wie jene sich verhielten. Intellektuell waren sie hervorragend veranlagt und verstanden es daher, sich mit ihrer intensiven Energie aus einfachen sozialen Verhältnissen zu wichtigen Lebensstellungen emporzuarbeiten. Es waren also nicht passive, sondern höchst aktive Menschen; ihre Energie zeigte aber nichts Natürliches, Urwüchsiges und gleichsam Selbstverständliches, sondern sie wirkte krampfhaft, übertrieben, gezwungen. Es ist deshalb nicht verwunderlich, daß sich bei diesen psychopathisch veranlagten und körperlich nicht robusten Naturen nach Zeiten maßlos übertriebener Berufsarbeit schwere Erschöpfungszustände mit Schlaflosigkeit, Appetitmangel, Impotenz, Depression und hochgradiger Reizbarkeit einzustellen pflegten, in welchen sie ihre Sexualdelikte begingen.

Bei beiden war der Sexualtrieb sehr stark, beim einen erwachte er auch sehr früh. Beide waren Onanisten und fühlten sich merkwürdigerweise besonders durch den Anblick weiblicher Unterröcke sexuell gereizt. Bestimmte frühe Sexualerlebnisse, welche diese Eigenart hätten erklären können, fanden sich nur bei einem dieser Fälle angedeutet, dem mit 4 Jahren ein älteres Mädchen seine Genitalien zeigte, um ihn zum Coitus zu verlocken. Die Tatsache, daß dieser Patient in den Jünglingsjahren sich gern in weibliche Unterkleider steckte und im Theater mit Vorliebe Frauenrollen spielte, scheint auf das Vorhandensein femininer Züge und Tendenzen hinzuweisen. (In diesem Zusammenhang mag auf eine Bemerkung von *Allers*[30]) verwiesen werden, der an die bei den Frauen so häufigen, bei den Männern viel selteneren Entkleidungsphantasien erinnert, deren teilweise Verwirklichung durch die Exhibition stattfindet, und im Hinblick auf den psychischen Hermaphroditismus die

Meinung andeutet, daß es sich bei der Exhibition um ein Stück weiblicher Sexualität handeln könnte, das sich im Mann kundgibt.) Dieser Patient ließ dann zunächst hie und da seine weiblichen Unterkleider zum Vorschein kommen, was ihn sexuell reizte. Nachdem er einst beim Urinieren von Knaben beobachtet worden war, denen zugleich seine weibliche Wäsche auffiel, zeigte er in seinen Erschöpfungszuständen, in welchen er mit seiner Frau wegen Impotenz nicht verkehren konnte, zugleich mit seiner weiblichen Hose sein Membrum. Beim oben ausführlich dargestellten Fall ließ sich nun keine transvestitische Tendenz nachweisen, wohl aber die Begierde, die Unterwäsche junger Mädchen zu sehen, und eine bisweilen zur Exhibition führende Erregung, die dann einsetzte, wenn sich die Mädchen zwischen die Beine griffen. Offenbar handelt es sich um Manifestationen der sich gegenseitig auslösenden Schau- und Zeigetriebe. Wichtig ist, daß beide Patienten aus einer Geistesverfassung heraus handelten, die ihrer gewöhnlichen, männlich-aktiven Haltung direkt widersprach, und die vielmehr an das Verhalten der passiven „typischen" Exhibitionisten und insofern vielleicht auch an das Verhalten des weiblichen Geschlechtes erinnert. Es scheint, als ob bei diesen Patienten jene typisch-exhibitionistischen Charaktereigenschaften, die ja auch bezeichnenderweise sich bei ihren Blutsverwandten vorfinden, latent vorhanden sind, für gewöhnlich aber durch bewußtes, besonders gewissenhaftes und energisches Handeln überkompensiert werden. Schon die Tatsache, daß sie so übertrieben und krampfhaft energisch ihr Leben gestalten, weist auf die Wahrscheinlichkeit einer solchen Überkompensation im Sinne *Adlers*[31]) hin. Die exhibitionistischen Charaktereigenschaften müßten dann zum Vorschein kommen, wenn die Überspannung der Anforderungen bei ihnen zu einem Erschöpfungszustande und zu einem Erlahmen der Energie geführt hat. Das ist bei beiden Patienten der Fall: Sie exhibierten jeweilen nur in solchen Ausnahmezuständen, in welchen sie überarbeitet, impotent waren und zudem Alkohol genossen hatten. Im „überkompensierten" Zustande hatten beide mit ihren Gattinnen häufig Sexualverkehr; interessant ist, daß beide dann, sehr im Gegensatz zu den übertrieben schamhaften gewöhnlichen Exhibitionisten, vor ihren Gattinnen zu exhibieren pflegten und sich beim Verkehr auch durch keine besonderen Vorsichtsmaßregeln vor dem Überraschtwerden schützten. Beide Patienten begingen ihre Delikte entsprechend der besonderen Situation vor den Delikten nur selten und vorzugsweise vor einer Mehrzahl von Kindern; dabei exhibierte der transvestitisch veranlagte Patient vor Knaben, Fall 6 vor Mädchen. Dieser Patient bekundete schon dadurch, daß er eine sehr jugendlich aussehende Frau heiratete, jene erotische Vorliebe für Kinder, die ja auch vielen gewöhnlichen Exhibitionisten eignet.

Obwohl beide Patienten moralisch und intellektuell gut veranlagte Männer waren, wurden sie sich erst im Verlauf der psychiatrischen Untersuchung der Strafwürdigkeit ihrer Handlungen klar bewußt, — eine Erfahrung, die wir besonders entweder bei den moralisch und intellektuell minderwertigen oder aber bei den Exhibitionisten machten, die nicht aus Leichtfertigkeit, sondern aus einem viel tiefer motivierten Drange heraus, dem sie widerstandslos zum Opfer fielen, ihre Delikte begingen. Beide Patienten wurden unzurechnungsfähig erklärt und ließen sich ärztlich behandeln; weitere Delikte von ihnen wurden seit ihrer Begutachtung in den Jahren 1911 und 1913 nicht bekannt, was nicht erstaunlich ist, wenn man die guten intellektuellen und moralischen Qualitäten dieser Patienten berücksichtigt.

7. Gruppe.

Fall 7. M. A., geboren 1896, Kellner und Reisender. Vater gutmütiger Beamter; beide Großväter schwere Alkoholiker; Mutter aufgeregt, moralisch minderwertig, tuberkulös, sehr nachsichtig gegen den Patienten.

Patient war schon als Schüler ein Taugenichts, faul, interesselos, zerstreut, gleichgültig, las immer Schundliteratur, machte allerhand blöde Streiche, war immer dermaßen eitel und von sich selbst eingenommen, daß ihn seine Mitschüler auslachten. Die Mutter suchte seine Streiche zu verheimlichen; wenn er etwas von ihr erreichen wollte, demonstrierte er Zitteranfälle. Patient log immer außerordentlich stark, beschimpfte seine Angehörigen mit unflätigen Ausdrücken, führte ein sehr unstetes Leben als Ausläufer, Tapezierer, Officebursche. Nirgends konnte er ausharren, da er entweder sich durch sein Benehmen unmöglich machte oder sich durch Vorhalte in seinem Eigendünkel verletzt fühlte. Er arbeitete äußerst unzuverlässig und ungeschickt, fand die ihm zugewiesenen Aufgaben jeweilen bald zuwenig nobel, hatte es überhaupt immer hoch im Kopf, trat bald als „Sportsmann", bald als „Kavalier" im Reiterkostüm auf, suchte sich, während er als Kellner im Ausland weilte, unter falschem Namen und mit hochstaplerischen Manieren in höhere Kreise einzuschleichen, unterhielt einen regen Weiberbetrieb, küßte auf offener Straße in Anwesenheit seiner „Freunde" seine „Geliebte", um sich als Lebemann zu demonstrieren, ließ sich mit Herr Baron anreden. Seine „Verhältnisse" konnte er, wenn sie ihm verleidet waren, in brutaler, gemeiner Weise abfertigen, ja mißhandeln, war meistens mißtrauisch, oft wehleidig und furchtsam, konnte wegen Kleinigkeiten ein großes Geschrei erheben, trotzig und eigensinnig sein, dann wieder frömmeln und heucheln.

Mit ca. 13 Jahren begann er zu onanieren, soll dann einmal einen Exhibitionisten gesehen haben, ließ sich mit den verschiedensten Frauen in Verhältnisse ein und zog sich dabei eine Gonorrhöe zu. Dem ihn zuerst behandelnden Privatarzt gab er an, noch nie sexuell verkehrt zu haben. Zwischen seinem 16. und 19. Lebensjahr exhibierte er wiederholt vor halbwüchsigen Mädchen. Mit 19 Jahren entblößte er, um die Mittagsstunde eines Augusttages in einem Gebüsch der Stadt stehend, sein Membrum, während ein 13jähriges Mädchen ihm entgegen kam; als dieses ihn zunächst nicht bemerkte, trat er aus dem Gebüsch auf die Straße mit entblößtem Penis und flüchtete, als er ein Geräusch vernahm. Am folgenden Tag machte er dasselbe am gleichen Ort und zur gleichen Tageszeit, exhibierte aber nicht, sondern trat ihr auf dem Weg entgegen und starrte sie an. Am Abend dieses Tages lauerte er dem Mädchen noch einmal auf und wurde verhaftet. Den Polizisten log er wiederholt an.

33*

                     J. E. Staehelin:

In der psychiatrischen Untersuchung verhielt er sich meistens „wie ein Hund mit eingezogenem Schwanz", versuchte auszuweichen, zu lügen, schön zu färben, antwortete bald in altklug-eingebildeter Weise, bald wurstig und frech, gab schließlich seine hochstaplerischen Allüren zu und meinte lachend, daß er eben habe „Eindruck schinden wollen". Er beklagte sich darüber, von seinem Vater und einem Lehrer nicht verstanden und brutal behandelt worden zu sein. Exhibiert habe er in der Annahme, die Mädchen sähen es gern. Bei seinen Exhibitionsopfern habe es sich immer um etwas korpulenter und älter aussehende Schulmädchen gehandelt, mit „denen man evtl. hätte sexuell verkehren können". Patient wurde, besonders im Hinblick auf seinen moralischen Defekt, zurechnungsfähig erklärt und mit Gefängnis bestraft. Seit seiner Begutachtung im Jahre 1915 wurden keine weiteren Sexualdelikte von ihm bekannt.

Die 6 diese Gruppe umfassenden Fälle zeichneten sich dadurch aus, daß bei ihnen die minderwertigen Charaktereigenschaften der „typischen" Exhibitionisten entweder besonders stark ausgeprägt waren, oder daß die wertvolleren Qualitäten der typischen Fälle ihnen fehlten. Bei der Mehrzahl der Fälle fiel der moralische Defekt bei den nächsten Blutsverwandten auf, bei der Hälfte der Fälle chronischer Alkoholismus und, in der gleichen Häufigkeit, sexuelle Abnormitäten in Form von Exhibitionismus, Sadismus und allgemeiner sexueller Haltlosigkeit. Die meisten dieser Fälle genossen unter diesen Umständen eine schlechte Erziehung und wuchsen in ungünstiger Umgebung auf. Schon früh wiesen sie Zeichen moralischer Minderwertigkeit auf: Sie waren durchweg außergewöhnlich *eitel*, von sich selbst eingenommen, verstanden sich aufs Posieren und *Heucheln*, um Eindruck zu erwecken, konnten fromm tun — einer z. B. verfaßte während der Internierung Moralgeschichten und religiöse Gedichte, „um auf andere Gedanken zu kommen" —, ausweichen, feig sich ducken, schmeicheln, dann wieder prahlen, lügen und phantastische Rollen spielen. Sie konnten bieder tun und anscheinend mit inniger Liebe und weichherzig um ihre Familien sich bemühen, dann wieder sehr anspruchsvoll, leichtfertig und frech sein. Allen fehlte es an zielbewußter Energie; die meisten waren faul, sehr unstet in ihrem Arbeiten und haltlos. Die Intelligenz dieser Leute entsprach bei der Mehrzahl dem Durchschnitt, beim Rest war sie etwas unter Mittel. Aufallend war bei den meisten die Leichtigkeit und Gewandtheit im Ausdruck, die Vorliebe für schöne Phrasen und „geistvolle" Bemerkungen, die Neigung, sich als feingebildete, künstlerisch veranlagte Weltmänner zu benehmen. Die übrigen zeichneten sich durch ihre mehr oder weniger plumpen Ausreden, die Tendenz, überall auszuweichen und drum herum zu reden, aus. Die Moral dieser Leute war, wie bereits bemerkt, mehr oder weniger tiefstehend; ein Teil der Fälle war denn auch wegen Betrügereien, Diebstahl, Hehlerei vorbestraft, Delikten, welche der Eigenart ihrer Charaktere durchaus entsprachen. Auch der Beruf dieser Patienten war insofern einigermaßen charakteristisch, als 3 von ihnen Kellner oder Reisende waren, die 3 anderen

Maler, Coiffeur, Kaufmann. 4 von ihnen waren ledig, als sie ihre Delikte begingen, die anderen exhibierten sowohl in ledigem als verheiratetem Zustand.

In ihrer Sexualität stimmten sie darin überein, daß ihr Geschlechtstrieb sowohl sehr früh — durchschnittlich mit 10 bis 12 Jahren —, als auch sehr intensiv auftrat, daß alle stark onanierten und später, ob verheiratet oder ledig, mancherlei Sexualbeziehungen anknüpften. Die Entwicklung zur Exhibition vollzog sich bei diesen Fällen auf verschiedene Weise: Der Bruder des unter Fall 9 dargestellten sadistischen Exhibitionisten coitierte schon mit 16 Jahren und wurde beim Anblick von Mädchen, Frauen und erotischen Bildern dermaßen stark sexuell erregt, daß er hemmungslos auf offener Straße exhibierte und onanierte, daneben auch halbwüchsige Mädchen aufforderte, vor ihm das gleiche zu tun. Sein Sexualtrieb war so heftig, daß er, wenn er nicht onanierte, an Schwindel und Kopfschmerzen litt und daß er sich schließlich nur noch mit sexuellen Dingen beschäftigen konnte. Hier liegt der Exhibition ein abnorm starker Sexualtrieb zugrunde, welchen er hemmungslos und sofort auf dem kürzesten Wege befriedigen mußte. Moralische oder ästhetische Hemmungen besaß dieser rein triebhaft handelnde Mensch nicht; er machte sich auch nach der psychiatrischen Untersuchung keine Gedanken über die Opfer seiner Delikte. Er wurde vermindert zurechnungsfähig erklärt; Strafen und während längerer Zeit durchgeführte Anstaltsinternierung fruchteten nichts, er exhibierte weiter, bis er kastriert wurde. Es ist bezeichnend für diesen rein sexuell orientierten Menschen, daß er nach der Kastration sich als „armen Hund" bezeichnete, dessen Zustand „ärger als der Tod sei". Weitere Delikte beging er nach dem Eingriff nicht mehr.

Auch bei einem weiteren dieser Fälle, in dessen Familie ebenfalls sexuell haltlose Charaktere vorkommen, fiel der abnorm starke Sexualtrieb auf, der sich während einer chronischen Tuberkulose noch steigerte; dieser Typus eines selbstgefälligen und eiteln Bonvivant sah sich beim Urinieren im Abort durch das Fenster von einer Frau beobachtet und weidete sich an der Beobachtung, die ihm geschenkt wurde. Dieses Erlebnis hinterließ in ihm einen starken Eindruck, wirkte sich aber erst, als er 49 Jahre alt geworden war, sich kurz vorher im außerehelichen Verkehr luetisch infiziert hatte und impotent geworden war, in einer Reihe von exhibitionistischen Handlungen aus. Einige Jahre zuvor war er bestraft worden, weil er, in einer Periode von maßlos gesteigertem Sexualtrieb, wiederholt halbwüchsige Mädchen angegriffen hatte. Seine Exhibitionen beging er so, daß er jugendliche Schülerinnen entweder aufforderte, ihm ihre Genitalien zu zeigen und die seinen zu besichtigen, oder daß er lediglich vor ihnen exhibierte, wobei er keine eigentlichen sexuellen Gefühle zu erleben behauptete, sondern sich darüber freute, daß sie sich für sein Genitale interessierten. Die typisch aktive Sexualhandlung des Ausgreifens beim sexuell stark überreizten und auch auf normale Weise geschlechtlich voll sich betätigenden Patienten schlug also unter dem Einfluß der Impotenz, die ihrerseits wohl mit der luetischen Infektion in Verbindung zu setzen ist, in die typisch passive Haltung der Exhibition um, die sowohl durch das „traumatische" Erlebnis im Abort als durch den eiteln, auf Beachtung erpichten Charakter des Patienten determiniert war. — Bei 3 weiteren Fällen scheint ein enger Zusammenhang zwischen mutueller oder passiver Masturbation und der Entwicklung des Exhibitionismus zu bestehen: Der spielerische, eitle, auf Posieren und Schmeicheleien tendierende, träge Charakter dieser Leute macht es verständlich, daß sie an allerlei sexuellen Tändeleien wie Ausgreifen, sich Betastenlassen größeren Gefallen fanden als am gewöhnlichen Sexualverkehr; jedenfalls ist es bezeichnend, daß die „Verhältnisse" dieser Leute jeweilen rasch in solchen Liebkosungen ohne eigentlichen Sexualverkehr sich erschöpften. Dazu kommt nun noch, daß diese Patienten ihre typischen Erlebnisse hatten: Einer wurde zufälligerweise beim Urinieren beobachtet; ein anderer erregte die Aufmerksamkeit eines in der Eisenbahn ihm gegenübersitzenden Mädchens, da er vergessen hatte, seine Hose ganz zu schließen. Die Wirkung, die sie bei diesen zufälligen Vorfällen auf weibliche Personen ausübten, war ganz dazu angetan, ihrem Geltungsbedürfnis und ihrer Gefallsucht zu dienen; sie bildeten daher die unmittelbare Veranlassung zur Vornahme der Exhibition. Die Beziehung derselben zu ihren anderen sexuellen Betätigungsweisen, speziell zur passiven Masturbation, zeigte sich auch darin, daß diese Patienten bei ihren späteren Delikten ihre Opfer aufforderten, ihr Membrum, auf das sie auch mit allerhand zotenhaften Worten aufmerksam machten, zu berühren. Diese Patienten begründeten dann ihre Exhibition, wenn sie überhaupt darüber eine Erklärung abgeben konnten, damit, daß sie sich interessant machen und auffallen wollten. Damit wird es auch verständlich, weshalb fast alle diese Fälle vor unerwachsenen weiblichen Personen zu exhibieren pflegten: Sie hätten bei Erwachsenen nicht dasselbe Interesse erwecken können, wie bei jungen Mädchen, von denen sie annehmen konnten, daß sie sexuell unerfahren und unaufgeklärt waren. Dazu kommt, daß diese feigen Naturen bei halbwüchsigen Mädchen naturgemäß viel weniger Gefahr laufen mußten, angehalten oder angezeigt zu werden. In der Reaktion auf ihre Delikte stimmten diese Patienten alle überein: Nirgends zeigte sich ein Gefühl der Reue oder Scham oder ein Bedürfnis, sich Rechenschaft über die Folgen ihrer Handlung zu geben, nur schwächliches Mitleid mit sich selbst. Sie suchten denn auch ihre Delikte so lange abzuleugnen oder als harmlos hinzustellen wie nur irgend möglich, konnten, wenn man sie zurecht wies, frech werden oder in ein schwächliches Flehen ausbrechen; typisch ist auch, daß einer der Fälle den begutachtenden Arzt mit 500 frs. dazu bestechen wollte, ihn unzurechnungsfähig zu erklären.

Zwei von diesen Fälle wurden zurechnungsfähig, 3 vermindert zurechnungsfähig und einer unzurechnungsfähig erklärt. 2 wurden nach Abbüßung ihrer Strafen in den Jahren 1914 und 1916 aus der Schweiz ausgewiesen, so daß wir über ihre evtl. weiteren Delikte nichts mehr wissen; von einem Fall wurden uns seit der Begutachtung (1915) keine Delikte mehr bekannt; die 3 übrigen exhibierten seit der psychiatrischen Untersuchung in den Jahren 1911, 1913, 1923 weiter; einer von diesen blieb erst nach der Kastration im Jahre 1914 frei von Sexualdelikten, wurde aber seither wiederholt wegen Betrugs bestraft.

Die schlechte Prognose dieser Fälle ergibt sich schon aus ihrem ausgesprochenen moralischen Defekt. Die meisten wurden trotz reichlichen Gefängnisstrafen und vormundschaftlichen Maßnahmen immer hemmungsloser. Infolge ihrer vielen Strafen wurden die ohnehin haltlosen Patienten völlig aus dem Geleise geworfen, so daß sie ihre Delikte immer ungenierter und frecher ausführten. Es läßt sich deutlich verfolgen, wie die Gefallsucht und Eitelkeit als Deliktmotiv bei ihnen langsam durch rücksichtslose Frechheit ersetzt wird; sie erinnerten schließlich in ihren Exhibitionen an Gassenbuben, welche andere Leute durch Herausstrecken der Zunge ärgern wollen. Daß eine ärztliche Behandlung bei diesen minderwertigen Menschen ohnehin wenig Aussicht auf Erfolg hatte, ist klar. Diejenigen, welche zu einer solchen verpflichtet wurden, blieben denn auch sehr bald den ärztlichen Sprechstunden fern.

8. Gruppe.

Fall 8. S. J., geboren 1878, städtischer Angestellter. Großvater Alkoholiker, Suicida. Patient entwickelte sich unauffällig, sehr anhänglich an Eltern- und Geschwister. Tüchtiger Kaufmann. Findet seine größte Freude darin, für seine betagten Eltern sorgen und ihnen in allen möglichen Beziehungen dienen zu können. Bekleidet einen Vertrauensposten, in seinem Beruf fleißig und fast übertrieben gewissenhaft. — Mit 8 Jahren schwärmt er für ein Schulmädchen. Etwas später fühlt er zum erstenmal eine sinnliche Erregung, wie er die Unterwäsche eines Mädchens unter dessen Rock hervorkommen sieht. Mit 12 Jahren wird er wollüstig erregt durch die Vorstellung, der Diener einer Frau zu sein und ihre Kleidung besorgen zu dürfen. Er beginnt nun zu onanieren, jeweilen mit der Phantasie, von seiner Herrin geschlagen zu werden. Spontan fängt er im Alter von ca. 20 Jahren an zu exhibieren: Er begibt sich an Örtlichkeiten, die von einer Reihe von Küchenfenstern und Balkonen aus überblickt werden konnten, entblößt dann schweigend seinen Penis, reibt etwas daran und verharrt so still ca. $^1/_4$ Stunde lang, während die Dienstmädchen sich an die Fenster und Balkone drängen, ihm alle möglichen Schimpfworte zurufen, ihn verspotten, ihm Gegenstände anwerfen oder ihm Wasser auf den Kopf schütten. Je stärker die Mädchen ihn beschimpften und bewarfen, desto angenehmer berührte es ihn. Er onanierte dabei nur bisweilen, die Hauptsache war ihm, Gelegenheiten für Beschimpfungen zu schaffen. Die schönste Erinnerung war die an einen ähnlichen Anlaß, bei dem ihn eine Frau

nicht nur beschimpfte, sondern auch heftig schlug. Im Sexualverkehr, den der
ledig bleibende Patient hie und da ausübte, fühlte er nicht die gleiche Befriedigung
wie bei seinen Exhibitionen. Diese beging er zuerst mit 20 Jahren, wurde damals
mit 2 Tagen Gefängnis bestraft. Mit 34 Jahren beging er eine neue Serie ähnlicher
Delikte und wurde dann psychiatrisch untersucht. Er fiel durch seine feste Ge-
stalt, einen Facialistic, lebhafte Reflexe und bewegliche Mimik auf. Intelligenz
über Mittel, im Benehmen anständig, zurückhaltend; sehr lebhafte, leicht an-
sprechende Affekte. Grundstimmung der Situation entsprechend depressiv, ohne
Rührseligkeit. Er gab an, unter seinen Delikten zu leiden und täglich von sexuellen
Phantasien geplagt zu werden. Vor den Delikten hatte er früher Alkohol getrunken,
später nicht mehr; er spüre dann jeweilen einen Druck im Leib und vor der Brust.
Gelinge es ihm nun, Gesellschaft zu finden oder rasch nach Hause zu gehen, so
könne er dem Exhibitionsdrang widerstehen; sei er aber allein auf der Straße,
und sei es gerade Abend, dann treibe es ihn an einen für seine Manipulationen,
günstigen Ort; während der Beschimpfungen fühle er eine angenehme Erregung,
nur einmal sei er zornig geworden und errötet. Er wurde unzurechnungsfähig
erklärt, unter ärztliche Aufsicht gestellt; seither, seit 1912, wurden keine neuen
Delikte mehr bekannt.

Die drei zu dieser Gruppe vereinigten *masochistischen Exhibitionisten*
zeigten keine nennenswerte erbliche Belastung und wuchsen alle in durchaus geregelten Verhältnissen auf. Im Gegensatz zu der Mehrzahl der
anderen Exhibitionisten, die, wie bereits bemerkt, durch trunksüchtige
Väter und kalte tyrannische Mütter schon früh schwer bedrängt, in eine
ängstlich passive Stellung zum Leben gedrängt wurden, genossen sie eine
aufmerksame und sehr liebevolle Erziehung, erwiesen sich deshalb ihren
Familienangehörigen gegenüber als zärtlich, anhänglich und behielten
diese kindlich-zutrauliche, opferbereite Einstellung bei. Sie bezogen also
sozusagen freiwillig eine ähnliche passiv-dienende Stellung zum Leben,
zu welcher die Anderen durch bittere Erfahrungen und mannigfache
Enttäuschungen bei ihrer Weichheit, ihrer Unfähigkeit zum energischen
Widerstand gezwungen wurden. Dementsprechend finden wir hier keine
verdrückten, erbitterten und sich verstoßen fühlenden Menschen, sondern Charaktere, die ein äußerlich ruhiges und glückliches Leben führen
und das Bedürfnis haben, anderen zu dienen, für andere und dann allmählich von anderen Schmerzen zu erdulden. Diesem Verhalten entspricht ein freundliches, zuvorkommendes Wesen, eine offene und klare,
durch keinerlei Rücksichten auf Eigenliebe und Geltungstrieb gestörte
Stellung sowohl zu ihrem Vorleben, wie speziell zu ihren Delikten. Intellektuell zeigten alle eine mittlere Begabung, in moralischer Beziehung
fielen sie durch ihr Feingefühl auf. Ihre Affekte waren lebhaft, wurden
aber nie brutal geäußert, wie denn diese Leute äußerlich überhaupt durch
keinerlei psychopathische Reaktionen sich bemerkbar machten, sondern
die Schwierigkeiten, mit denen sie zu kämpfen hatten, in aller Stille zu er-
ledigen suchten.

Alle zeigten einen ausgesprochen früh erwachenden und intensiven
Geschlechtstrieb, den sie aber nicht durch Eingehen aller möglichen

Sexualbeziehungen auslebten, sondern mit dem sie sich entsprechend ihren moralischen Grundsätzen und ihrer starken Bindung an ihre Eltern in der Stille abzufinden suchten. Charakteristisch ist, daß einer dieser Patienten seinen Trieb auf gleichsam legale Weise dadurch auszuleben suchte, daß er sich mit einer Frau von ausgesprochen dirnenhaftem Charakter und Benehmen verheiratete, unter der er wie auch seine Eltern litten. In dieser Heirat vermochte er somit auch eine andere mit seiner Sexualität eng zusammenhängende Begierde zu befriedigen, nämlich das Bedürfnis, Schmerzen zu erleiden und dann in diesen sich in wollüstigen märtyrerhaften Phantasien zu ergehen. Die deutlich masochistische Färbung ihrer Sexualität offenbart sich bei diesen Fällen zuweilen schon vor der eigentlichen sexuellen Reife, wie der oben angeführte Fall beweist, bei welchem der sexuellen Komponente des Masochismus die ins Pathologische gesteigerte altruistisch-ideelle — er reinigt in seinen Tagträumen als Diener die Kleider einer Frau — vorangeht. Später gesellt sich dann zur jeweilen intensiv betriebenen Onanie das Bedürfnis, während derselben Schmerzen zu erleiden; vielleicht handelt es sich dabei ursprünglich um eine gewisses Sühnebedürfnis, um den Wunsch, für die Onanie bestraft zu werden, was bei diesen moralisch feinfühlenden Menschen durchaus nicht verwunderlich wäre. Interessant ist jedenfalls, daß der eine der beiden oben nicht ausführlich dargestellten Fälle im Verlauf der Pubertätsjahre seinen Penis schwarz tätowierte und bei den dadurch bewirkten Schmerzen sexuell mächtig erregt wurde, während der andere zunächst unmittelbar vor der Ejaculation sein Membrum zusammenzupressen pflegte, worauf sich zugleich mit der mächtigen Sexualspannung ein intensiver Schmerz einstellte; später trat dieser Schmerz häufig ohne manuelle Hilfe auf und versetzte den Patienten in einem Zustand von schmerzlich-wollüstiger Unruhe. Dadurch nun, daß diese Patienten in späteren Jahren, durchschnittlich im Beginn der zwanziger Jahre, nicht mehr im geheimen, sondern öffentlich und vor Frauen onanierten, versetzten sie sich in die Möglichkeit, von diesen Frauen beschimpft zu werden und dadurch jenen Schmerz zu erleiden, den sie suchten. Dieser Mechanismus geht wenigstens klar aus dem oben dargestellten Fall hervor. Bei den übrigen zwei Fällen, von denen der eine sich völlig nackt vor seine Haustür zu stellen und so wahllos vor den vorübergehenden Menschen zu exhibieren pflegte, während der andere dasselbe von seinem Zimmer aus tat, kann diese masochistische Wurzel der Exhibition nicht so klar nachgewiesen werden; zum mindesten bleibt es fraglich, ob hier nicht vielmehr die bei fast allen Masochisten festzustellende sadistische Tendenz sich auswirkt. Diese beiden letzteren Fälle waren während ihrer Exhibition verheiratet; der eine exhibierte vornehmlich während einer Zeitperiode, in welcher er mit seiner hochgraviden Frau nicht sexuell verkehren konnte. Diese Tatsache mag ein wichtiges

auslösendes Moment für seine Exhibition gewesen sein, während der
andere oben dargestellte Fall 8 besonders dann, wenn er in seine sexuelle
Unruhe hinein Alkohol getrunken hatte, seine Delikte, wenigstens die
ersten, zu begehen pflegte.

Alle Fälle zeichneten sich dadurch aus, daß sie nicht vor einzelnen
bestimmten Personen exhibierten, sondern jeweilen vor einer Mehrzahl
von Frauen beliebigen Alters. Den Gedanken, vor Kindern zu exihibieren,
wiesen alle als eine Unmöglichkeit von sich. Ebenso befanden sich
sämtliche Fälle vor ihren Exhibitionen in einem ängstlich-gespannten
Zustand und waren nachher wieder für längere Zeit, die Mehrzahl sogar
für jahrelange Zeitperioden, insofern beruhigt, als sie neue Delikte vermeiden konnten. Zu einer wirklichen Einsicht in den Schaden, den sie
verursachten, gelangten sie jeweilen erst im Verlauf der psychiatrischen
Untersuchung, was deshalb nicht verwunderlich ist, weil sie ja durch ihre
Delikte mehr oder weniger bewußt ein freilich von ihnen als angenehm
empfundenes Leid sich zuziehen wollten.

Zwei von diesen Fällen waren vor der psychiatrischen Begutachtung
mit kleineren Gefängnisstrafen gebüßt worden, ohne daß diese sie vor
Rückfällen hätte bewahren können. In der psychiatrischen Untersuchung äußerten sämtliche Patienten, nachdem sie eingehend über die
Bedeutung ihrer Delikte aufgeklärt worden waren, echte Scham und
Reue; sie wurden alle unzurechnungsfähig erklärt und zu ärztlicher Behandlung verpflichtet; sie führten diese auch regelmäßig durch. Von
keinem dieser Fälle wurde seit ihrer Begutachtung in den Jahren 1912,
1919 und 1923 weitere Delikte bekannt. Die vorläufig als günstig zu be-
urteilende Prognose erklärt sich nicht bloß daraus, daß es sich um moralisch rechtschaffene, ruhig und solid lebende Leute handelt, sondern auch
daraus, daß sie erblich kaum belastet waren und außerhalb ihres Sexual-
lebens keine stärkeren psychopathischen Eigenschaften aufwiesen.

9. Gruppe.

Fall 9. F. E., geboren 1878, Reisender. Vater grob, mit heftigem Sexualtrieb, trunksüchtig, unterdrückte die Familie. Ein Bruder und eine Schwester
des Patienten schwachsinnig. Ein anderer Bruder schwerer Exhibitionist; eine
andere Schwester fiel in jugendlichem Alter durch ihre ungezügelte Erotik auf.

Patient war schwer erziehbar, versäumte oft die Schule, mußte nach wochen-
langem Herumvagieren in eine Erziehungsanstalt versorgt werden für 7 Jahre.
Wurde dann Ausläufer und in späteren Jahren ein fleißiger und geschickter Reisender. Immer etwas unruhig, hastig und scheu; wurde im Alter von 20 und 25 Jahren
wiederholt wegen Diebstahls und Betrugs bestraft, ließ sich später keine ähnlichen
Delikte mehr zuschulden kommen. War schon frühe sexuell äußerst erregbar,
onanierte intensiv, lockte mit 18 Jahren ein 9jähriges Mädchen in einen Abort,
entblößte dessen Gesäß und Genitalien und schlug es mit einem an einer Schnur
befestigten Messer aufs Gesäß, schenkte ihm dann 5 Cts. Strafe: 1 Monat Gefängnis. Mit 25 Jahren — er hatte inzwischen mit vielen Frauen sexuell verkehrt
und sich verheiratet — verfolgte er auf belebter Straße eine ihm unbekannte

Ladentochter, hieb ihr plötzlich von hinten so stark auf die Wange, daß sie bewußtlos niederstürzte, und eilte schweigend davon. Strafe: 1 Woche Gefängnis wegen Mißhandlung. Im folgenden Jahr wurde er wegen unbekannter Sittlichkeitsvergehen in Deutschland mit 10 Monaten Gefängnis bestraft. Mit 30 Jahren versuchte er, einem 12 jährigen Mädchen das Genitale zu entblößen und tätschelte dessen Gesäß; am folgenden Tag warf er ein Dienstmädchen, dem er eine Uhr abgekauft hatte, und das sich wegen des zu geringen Entgeltes bei ihm beschwerte, auf das Bett, hob dessen Rock hoch und schlug es energisch auf das Gesäß. In den folgenden Jahren wurde er wiederholt mit längeren Gefängnis- und Zuchthausstrafen gebüßt, weil er Schulmädchen austastete, sie, während er seinen Penis vor ihnen entblößte, an einen Pfahl anseilte, alsdann sie kniff, drückte und schlug. Mit 33 Jahren öffnete er einem 8 jährigen Mädchen die Hose, drückte seinen Leib gegen dessen Gesäß, klemmte es, exhibierte dann von einem Gebüsch aus gegen halbwüchsige Mädchen. Im folgenden Jahr spaßte er mit einer Verkäuferin, trug ihr den Coitus an, exhibierte sodann und masturbierte sich an ihrem Kleid.

In der psychiatrischen Untersuchung verhielt er sich scheu, zurückhaltend, ziemlich gleichgültig und stumpf gegenüber seinen Delikten. Er klagte über einen unbändig starken Sexualtrieb, den er mit dem sehr häufig betriebenen normalen Sexualverkehr nicht befriedigen könne; den größten Genuß erlebe er bei der Mißhandlung von Mädchen. Intelligenz etwas unter Mittel. Er wurde vermindert zurechnungsfähig erklärt und ließ sich im Jahre 1913 kastrieren. Seither wurde er viel ruhiger, arbeitete gewissenhaft als Reisender und fällt durch keine Besonderheiten mehr auf. Er empfindet beim Anblick weiblicher Personen keinen Sexualtrieb mehr; sie wirken auf ihn bloß noch „wie schöne Blumen, die den Geist erfreuen".

Während bei der vorhergehenden Gruppe die Exhibition ganz oder wesentlich durch den für diese Fälle charakteristischen Masochismus bestimmt wurde, finden wir hier einen Fall von ausgesprochenem *Sadismus*, dessen Erblichkeitsverhältnisse schon sehr interessant sind: Neben dem Schwachsinn fällt ein ungehemmter intensiver Sexualtrieb auf, der sich bei einem Bruder in exzessivem Exhibitionismus auswirkt, während bei unserem Fall die sadistische Tendenz zunächst allein sich geltend macht. Schon die Tatsache, daß hier in der Familie Exhibitionismus und Sadismus dicht nebeneinander und bei unserem Patienten sogar gemischt vorkommen, läßt an einen inneren Zusammenhang beider sexueller Abirrungen denken. Inwiefern bei der Entwicklung des Sadismus hier die rohe Unterdrückung und die Gewalttätigkeiten des trunksüchtigen und sexuell ebenfalls äußerst tätigen Vaters mitwirkten, müssen wir dahin gestellt sein lassen; wir weisen nur noch einmal darauf hin, daß bei der masochistischen Gruppe zwischen den Patienten und ihren Eltern die innigsten und liebevollsten Beziehungen bestanden. Wichtig ist jedenfalls hier auch die abnorme Intensität des Sexualtriebes, die im Gegensatz zu seiner Wirkung auf die weichen und ängstlich veranlagten, jeder Schwierigkeit ausweichenden „typischen" Exhibitionisten den von jeher aktiv, hastig, aber energisch handelnden Patienten zu aktiver Sexualbetätigung drängen mußte, also zu normalem Geschlechtsverkehr und zu den mit diesem verwandten sadistischen Handlungen. Man

könnte versucht sein, die bei unserem Patienten später auftretenden
Exhibitionen während oder nach seinen sadistischen Delikten als masochistische Regung zu bezeichnen — Freude, sich zu erniedrigen, „sich
im Schmutze zu wälzen" —, entsprechend unserer Vermutung, daß sich
in einigen der Exhibitionen der oben geschilderten masochistischen
Gruppe eine sadistische Komponente äußern könnte. Ungezwungener
aber wäre es, bei unserem Patienten die Exhibition entweder als einen den
Coitus, hier dessen sadistische Ersatzhandlung einleitenden bzw. be-
gleitenden Akt oder aber als eine andere sadistische Betätigungsweise
(psychische Erniedrigung und Verletzung des Opfers) zu beurteilen.
Die Art, wie hier die Exhibition vollzogen wurde, verrät ohne weiteres
den Sadisten und unterscheidet sich kraß von den Sexualhandlungen
anderer Exhibitionisten. Wenn hier vorzugsweise unentwickelte Mädchen
als Sexualobjekte verwendet wurden, dürfte ihn dazu die Freude, sexuell
unberührte und unerfahrene weibliche Personen zu verletzen, verleitet
haben. — Unser Patient war intellektuell wie auch moralisch zu stumpf,
als daß man von ihm jene Einsicht und Reue, wie sie die Masochisten
zeigten, hätte erwarten können; er ist deshalb immer wieder trotz vielen
langen Gefängnisstrafen rückfällig geworden, auch nach der psychiatrischen Begutachtung, in welcher er vermindert zurechnungsfähig
erklärt worden war. Erst durch die Kastration wurde er von seinem
ihn völlig beherrschenden Sexualtrieb und damit auch von seinen sadistischen Regungen befreit.

Obwohl die Zahl von 31 Fällen zu klein ist, als daß weitgehende
Schlüsse daraus gezogen werden dürften, lassen wir hier noch einige
Zusammenstellungen folgen. 5 dieser psychopathischen Exhibitionisten
waren Kaufleute, 3 Buchdrucker, 3 Maler, 2 Ingenieure, 2 Bautechniker,
2 Reisende, 2 Coiffeurs, 2 Bäcker, 2 Fabrikarbeiter, 2 städtische Ange-
stellte, 1 Schuhmacher; diesen 26 wesentlich im geschlossenen Raum
Arbeitenden stehen bloß 5 Landarbeiter und Fuhrknechte gegenüber.

Es begannen zu exhibieren:

                im Alter von 16—20 Jahren   7 Fälle
                  „   „   „   21—30   „   16 „
                  „   „   „   31—40   „   4 „
                  „   „   „   41—45   „   4 „

Bei den meisten wiederholt exhibierenden Fällen verteilen sich die
Delikte auf einen Zeitraum von 10 bis 15 Jahren. Keiner dieser Fälle
war älter als 48 Jahre beim Begehen des letzten Deliktes. Es ist wahr-
scheinlich, daß sich hier die physiologische Intensitätsabnahme des
Sexualtriebes auswirkt; dazu kommt freilich der Einfluß sichernder
Maßnahmen (z. B. Kastration in drei, viele Jahre delinquierenden Fällen).
Während sie ihre Delikte begingen, waren 11 Fälle ledig, 10 Fälle teils

ledig, teils verheiratet, und 10 Fälle verheiratet. Ein Drittel der Fälle konnte also durch das Eingehen einer Ehe von der Fortsetzung der schon vor der Verheiratung begonnenen Exhibitionen nicht bewahrt bleiben; bei einem anderen Drittel der Fälle wurde mit der Exhibition erst im Verlauf der Ehe begonnen; hier wirkten sich teilweise Schwierigkeiten in der Ehe, besonders bei der 4. Gruppe, in Form der Delikte aus. Von den 31 Fällen waren 7 ausgesprochene Onanisten, die übrigen 24 onanierten nach den Pubertätsjahren nicht oder nur gelegentlich. 3 hatten bei der Begutachtung noch nie sexuell verkehrt. Ein- oder mehrfach erblich belastet waren 23 Fälle (74%) sämtlicher Psychopathen; 21 Fälle (68%) waren seitens der Eltern belastet. Dazu ist aber zu bemerken, daß die Belastung bei 5 Fällen ungenügend untersucht oder unbekannt war. Im allgemeinen entspricht der Prozentsatz der erblich Belasteten dem von *Kraepelin* gefundenen, der bei 70% seiner Exhibitionisten Belastung seitens der Eltern nachweisen konnte und bemerkt, daß das die stärkste unmittelbare Belastung sei, die er bei seinem Krankenmaterial je feststellen konnte. Es fand sich bei unseren Fällen:

Belastung mit Psychopathie (exkl. sexuelle Anomalien) bei . . . . . . 18 Fällen
    ,,   ,, Alkoholismus bei . . . . 13 ,,
    ,,   ,, sexuellen Anomalien und sexuelle Haltlosigkeit bei . . 10 ,,
    ,,   ,, Schizophrenie bei . . . . 6 ,,
    ,,   ,, intellektuellem Schwachsinn . . . . 3 ,,
    ,,   ,, Epilepsie bei . . . . 1 Fall

Die Intelligenz war gut bei 4 Fällen, dem Durchschnitt entsprechend bei 14 Fällen, unter dem Durchschnitt bei 13 Fällen; hierbei verweisen wir auf die bei den verschiedenen Gruppen geschilderten Eigentümlichkeiten der Verstandesbegabung. Die moralischen Qualitäten waren gut bei 14 Fällen, dem Durchschnitt entsprechend bei 5 Fällen und unter dem Durchschnitt bei 12 Fällen.

Gewohnheitsmäßig (während vieler Jahre und häufig) exhibierten 9 Fälle (29%), episodisch (1- bis 2mal in einer Kette von Delikten 12 Fälle (39%), selten und vereinzelt 10 Fälle (32%). Die Delikte wurden bei der großen Mehrzahl in der Stadt, in einer kleinen Minderheit auf dem Lande begangen. 15 Fälle exhibierten nur vor älteren Kindern und halbwüchsigen Mädchen, 5 Fälle vor Kindern und Erwachsenen und 11 Fälle nur vor erwachsenen Frauen. Ein Drittel der Fälle exhibierte bei allen oder einem Teil ihrer Delikte unter dem Einfluß des Alkohols. Die Prüfung der Beziehungen zwischen Häufigkeit der Delikte und erblicher Belastung, Intelligenz und Moral führt zu folgendem Resultat: Die Gewohnheitsexhibitionisten waren alle stark (meistens mehrfach) belastet; die vereinzelt Delinquierenden waren schwächer (fast alle, aber meistens einfach), die episodisch Exhibierenden am schwächsten (nur teilweise und meistens einfach), belastet. Bestimmte Beziehungen zwischen Häufigkeit der Delikte und Intelligenzhöhe ließen sich nicht nachweisen; immerhin ist der Prozentsatz von intellektuell Minderwertigen bei den Gewohnheitsexhibitionisten, wo er 45% beträgt, etwas stärker als bei den anderen beiden Gruppen. Dagegen besaßen fast alle episodisch Delinquierenden eine gute oder durchschnittliche Moral, während diese bei Zweidrittel der Gewohnheitsexhibitionisten unter dem Durchschnitt stand.

Nach der Durchführung der psychiatrischen Begutachtung und der (unten zusammengestellten) Straf- und Sicherungsmaßnahmen wurden rückfällig 13 Fälle (42%); dazu kommen eventuell 2 weitere Fälle, über die nach der Begutachtung nichts mehr zu erfahren war, weil sie ausgewiesen wurden. Sämtliche Gewohnheitsexhibitionisten aus den Gruppen der typischen, infantilen, schlaff-passiven, sadistischen, übererregbar-unbeholfenen und eitel-heuchlerischen Fälle rezidivierten. Alle Rezidivanten waren belastet, und zwar meistens schwer. Von diesen 13 rezidivierenden Fällen besaßen einer eine gute, 6 eine durchschnittliche und 6 eine unter dem Mittel stehende Intelligenz; da bei den Nichtrezidivanten ähnliche Verhältnisse vorliegen, kann ein Zusammenhang von Intelligenzhöhe und Rezidivieren nicht nachgewiesen werden. Dagegen besteht ein Abhängigkeitsverhältnis der Rezidive von der Höhe der moralischen Qualität: Von den 14 Fällen mit guter Moral rezidivierten nur 4, von den 5 mit mittlerer Moral 2, aber von den 12 mit unterdurchschnittlicher Moral 7. Von den 11 bei der Begutachtung ledigen Fällen rezidivierten 6, von den 20 verheirateten Fällen 7, woraus abgeleitet werden kann, daß die sichernden Maßnahmen bei verheirateten Fällen eine günstigere Wirkung ausüben als bei den ledigen. Darauf, daß die Ehe allein, ohne daß also zugleich administrative Maßnahmen ergriffen würden, die Fortsetzung oder Entstehung von Exhibitionsdelikten bei vielen Fällen nicht verhindern kann, sondern sie sogar teilweise begünstigt, wurde schon verwiesen. 5 von diesen 20 Ehefrauen waren moralisch defekt, 2 ausgesprochen infantil.

Von den 4 bei der Begutachtung zurechnungsfähig Erklärten rezidivierten 3 Fälle (75%); von den 13 vermindert zurechnungsfähig Erklärten rezidivierten 4 (30%); von den 14 unzurechnungsfähig Erklärten rezidivierten 6 (43%). Es rezidivierten von:

6 Fällen, die nur bestraft wurden . . . . 3 Fälle
5   „   „ bedingt verurteilt wurden (wovon 2 ärztlich behandelt) . 1 Fall
3   „   „ bestraft und ärztlich behandelt wurden . . . . 3 Fälle
8   „   „ nur ärztlich behandelt wurden . . . . 2 „
6   „   „ ärztlich behandelt und bevormundet bzw. verbeiständet
               wurden . . . . 4 „
1 Fall, der nur verbeiständet wurde . . . . 0 „

2 Fälle wurden ausgewiesen, so daß wir über den Erfolg der Maßnahmen nichts wissen. Von den nach der Begutachtung rückfälligen

Gewohnheitsexhibitionisten wurden in den letzten Jahren 3 kastriert. Die Delikte hörten bei allen 3 auf.

Vergleicht man die 58% vor der Begutachtung erfolglos bestraften Fälle mit den 42% nach der Begutachtung Rezidivierenden, so ergibt sich daraus der verhältnismäßig geringe Erfolg der vom Psychiater beantragten Maßnahmen. Ein deutlicher Unterschied im Erfolg der verschiedenen Maßnahmen zeigt sich aber dann, wenn man den 66% rezidivierenden Fällen, die nach der Begutachtung bestraft wurden, die bloß 34% Rückfälligen gegenüberstellt, welche nach der Begutachtung nicht bestraft, sondern ärztlich oder administrativ behandelt wurden. Das Resultat der ärztlichen Behandlung ist vor allem deshalb nicht besonders gut, weil, wie wiederholt bemerkt, die wenigsten dieser Fälle sich dauernd ärztlich behandeln und kontrollieren ließen; immerhin blieben von den 8 Fällen, die sich freiwillig wenigstens während einiger Zeit ärztlich behandeln ließen, 6 rezidivfrei. Ganz schlecht dagegen war der Erfolg dann, wenn die Fälle erst nach der Verbüßung einer Gefängnisstrafe sich ärztlich behandeln ließen; es ist klar, daß diese Fälle der Behandlung besonders rasch fernblieben. Hingegen ergibt sich aus unserer Zusammenstellung, daß die bedingte Verurteilung, besonders wenn der Richter damit die Weisung sich ärztlich behandeln zu lassen verbindet, günstig wirkt. Doch muß hier natürlich ganz besonders die Eigenart jedes Falles berücksichtigt werden: Bei den „ängstlichen" Exhibitionisten z. B. dürfte die beständige Drohung einer Gefängnisstrafe einen Rückfall eher begünstigen als erschweren. In diesem Zusammenhange darf auf die ungleich günstigeren Resultate verwiesen werden, die *Strasser*[2]) bei 138 Sexualverbrechern, unter denen sich freilich nicht bloß Psychopathen, sondern auch Organische neben leicht Nervösen finden, erzielt hat: Von 23 Fällen, die sich dauernd freiwillig seiner Behandlung unterzogen, wurde keiner rückfällig; von 32 behandelten und zugleich vormundschaftlich kontrollierten teilweise schweren Fällen rezidivierten bloß 13%; von den ärztlich Nichtbehandelten hingegen wurden 67% rückfällig.

II. Schwachsinnige.

Schon bei der Darstellung der psychopathischen Exhibitionisten haben wir darauf hingewiesen, daß die meisten dieser Fälle sich durch keine hervorragende Intelligenz, sondern durch ein oberflächliches, assoziationsarmes Denken, ein auf Naheliegendes gerichtetes, wesentlich egozentrisches Interesse und ein unsachliches, oft unreifes Urteilsvermögen auszeichnen. Da sich auch in affektiver Beziehung bei manchen dieser Patienten Hinweise auf eine Entwicklungshemmung ergaben und da insbesondere die Sexualität dieser Psychopathen viele Vergleichungspunkte mit derjenigen des Kindesalters und der Pubertätsjahre zeigte,

ist es verständlich, daß die intellektuell ausgesprochen Schwachsinnigen
einen verhältnismäßig großen Teil der Exhibitionisten umfassen.

Bei den 21 Schwachsinnigen, mit denen wir uns nun befassen, handelt
es sich um solche Fälle von angeborenem intellektuellen Schwachsinn,
bei denen der Intelligenzdefekt im Vordergrunde steht, während andere
psychopathologische Symptome nicht in der Fülle und Stärke wie bei der
Psychopathengruppe nachweisbar sind. Es ist ja von vornherein verständlich, daß sich unter den Schwachsinnigen keine so komplizierten
Charaktere finden wie bei der anderen Gruppe, sondern daß es sich im
allgemeinen um viel einfacher konstruierte Menschen handelt. Man wird
also hier weder jene Korrekturversuche und Kompensationshandlungen,
weder jene eigenartigen affektiven Reaktionen noch die vielfach äußerst
verschlungenen Wege der Sexualentwicklung erwarten wie bei der
Psychopathengruppe; dafür werden sich Beziehungen zwischen Schwachsinnigen und solchen Psychopathengruppen nachweisen lassen, deren
psychische Eigenart nicht unbedingt an eine mehr oder weniger normale
Intelligenz gebunden ist. In der Tat konnten wir bei diesen Schwachsinnigen keine Gruppen abgrenzen, die sich mit denjenigen der „typischen" Exhibitionisten, der „übertrieben-energischen" oder der teilweise komplizierten Sadisten und Masochisten deckten; hingegen finden
wir eine Gruppe von „Ängstlichen" mit typisch debiler Gestaltung; der
Gruppe der „passiv-schlappen" Psychopathen entspricht die Gruppe der
stumpf-apathischen Schwachsinnigen, derjenigen der „gutherzig-infan-
tilen" und „unbeholfen-reizbaren" Psychopathen eine solche von täppisch-
gutmütigen Schwachsinnigen, derjenigen der teilweise raffinierten eiteln
und heuchlerischen Psychopathen eine ähnliche, aber viel gröber organi-
sierte Gruppe moralisch defekter Schwachsinniger. Dazu kommen noch
zwei erethische Schwachsinnige, ferner drei schizoide Debile, deren
Analogon wir bei den schizophrenen Exhibitionisten darstellen werden.

Nachdem die verschiedenen Gruppen bei den Psychopathen ausführlich charakterisiert worden sind, müssen wir uns darauf beschränken,
das Wichtigste bei den einzelnen Abteilungen der Schwachsinnigen her-
vorzuheben. Eingehendere Untersuchungen über die psychische Entwicklung und deren Bedingungen waren hier übrigens schon infolge des
mehr oder weniger starken Intelligenzdefektes erschwert oder verunmöglicht. Die eine Hälfte dieser Schwachsinnigen war debil, die andere
imbezill. Idioten, die ja sehr häufig zu exhibieren pflegen, gelangten
wohl aus äußern Gründen nicht zur Begutachtung. Erbliche Belastung
konnten wir bei 75% dieser 21 Fälle feststellen: Bei Vater oder Mutter
fand sich Alkoholismus bei 10 Fällen, intellektueller Schwachsinn bei
4 Fällen, moralischer Defekt bei 3 Fällen, Schizophrenie bei 2, Epilepsie
bei einem und sexuelle Besonderheiten bei 2 Fällen. Einige dieser
Schwachsinnigen waren mehrfach belastet.

Zu einer ersten Gruppe lassen sich drei Debile und ein Imbeziller vereinigen, die sich durch eine Mischung von *täppischer Ungeschicklichkeit
mit Gutmütigkeit* auszeichnen. Einer war der Sohn eines Alkoholikers,
einer war unehelich geboren; alle wurden entweder durch die nächsten
Familienangehörigen oder durch Pflegeeltern unterdrückt, übertrieben
streng behandelt, von ihren Altersgenossen infolge ihres schwerfälligen
plumpen Benehmens verlacht. Sie fühlten sich verstoßen, waren deshalb
scheu, antworteten auf das mannigfache ihnen zugefügte Unrecht
meistens mit gutmütiger Ergebenheit, konnten bisweilen aber auch auf
Kleinigkeiten hin sich erregen und ihrem Unmut mit schwächlichem
Schimpfen Ausdruck geben. Durch ihre einfältigen, naiven Bemerkungen machten sie sich oft lächerlich, gerieten in nicht ganz einfachen
Situationen leicht in stuporähnliche Zustände, konnten dann fassungslos
heulen oder aber sich in dumpfer Resignation dem ersten besten, von
dem sie irgendeine Hilfe erwarteten, kritiklos ausliefern und anvertrauen.
Es handelt sich um durchweg gutmütige, moralisch nicht minderwertige
Leute, die in ihren einfachen Berufen als Hilfsarbeiter und Handlanger
sich redlich ihren Lebensunterhalt verdienten, hie und da aber den „Ver-
leider" bekamen und dann alles sitzenließen. Bemerkenswert ist auch
ihr großes Schamgefühl; wurde z. B. das Gespräch auf sexuelle Dinge ge-
leitet, pflegten sie zu erröten und zu zittern. Körperlich waren diese
Patienten alle klein, dysproportioniert und fielen durch ihre hastig-
ungelenken Bewegungen auf.

Diese 4 Schwachsinnigen waren alle verheiratet, als sie ihre Delikte
begingen. Vor der Ehe hatte nur einer selten Sexualverkehr mit alten
häßlichen Dirnen, und zwar bloß dann, wenn er von seinen Kameraden
dazu gedrängt worden war. Charakteristisch für ihn ist, daß er das obli-
gate Sichzieren der Dirnen jeweilen sofort dazu benützte, sich mit einer
tölpelhaften Entschuldigung aus dem Staube zu machen. Er heiratete
später eine ehemalige Kellnerin mit einem unehelichen Kind, verkehrte
mit ihr selten, ließ sich jeweilen vorher von ihr masturbieren unter allerhand täppischen Liebesbezeugungen seinerseits. Im Alter von 33 und
35 Jahren exhibierte er jeweilen nach einer durchzechten Nacht, in welcher er sexuell gereizt, aber impotent war, vor mehreren halbwüchsigen
Mädchen. Vor der ersten Exhibition will er geträumt haben, daß er vor
Frauen exhibiere, bewundert werde und darob die größte Lust empfinde.
Zwei der übrigen Fälle dieser Gruppe hatten einen starken Sexualtrieb;
einer von ihnen hatte sich nur deshalb zur Heirat mit einer sehr uner-
freulichen Frau entschlossen, weil sie ihn durch Suiziddrohungen ein-
schüchterte. Beide waren infolge langwieriger Krankheiten ihrer Gattinnen daran verhindert, oft ihren lebhaften Geschlechtstrieb zu befriedigen, ließen sich deshalb von ihren Frauen masturbieren und begingen,
während diese im Spital lagen, ihre Delikte: Der eine trottete, leicht al-

koholisiert, mit entblößtem Penis hinter zwei Frauen drein, die, während er urinierte, an ihm vorbeigegangen waren; der andere onanierte in Anwesenheit einer Verkäuferin so, daß diese seine Manipulationen sehen mußte. Ein weiterer Debiler ließ sich durch einen um einige Jahre älteren Trottel während längerer Zeit zu mutueller Onanie mißbrauchen und nahm diese Gewohnheit in der Ehe, in welcher er völlig impotent war, wieder auf. Im Alter von ca. 22 bis 25 Jahren ließ er sich wiederholt von Knaben austasten und zeigte ihnen in blödem Stolz seinen Penis, auf dessen Größe verweisend; zugleich pflegte er sein Glied jungen Mädchen zu demonstrieren. Bei der Verhaftung und psychiatrischen Untersuchung waren alle sehr verschüchtert; einer brach immer wieder in krampfhaftes Weinen aus. Verständnis für den Schaden, den sie angerichtet hatten, wurde von ihnen nicht gezeigt und konnte ihnen auch kaum beigebracht werden. Ihre Delikte suchten sie typisch schwachsinnig zu motivieren: „Der Trieb" habe sie eben überfallen, sie hätten Kinder „so gern" usw. Bei der Mehrzahl der Fälle ließ sich keine Absicht, durch sexuelle Erregung der Opfer sich selbst zu reizen, nachweisen; es handelt sich vielmehr um das Wiederdurchbrechen infantiler Gewohnheiten unter bestimmter Veranlassung: Unmöglichkeit des sexuellen Verkehrs mit ihren Gattinnen, Nachwirkung von Alkoholmißbrauch. Der Onanie und insbesondere der mutuellen Masturbation dürfte hier für die Entwicklung des Exhibitionismus eine gewisse Bedeutung zuzumessen sein; diese Art der Sexualbetätigung hatten mehrere von ihnen vor und während der Ehe betrieben; sie entspricht ihrem eigenartigen Charakter und wirkte sich auch in den Begleitumständen ihrer Exhibitionen aus: Der triebschwache Debile läßt nach der Exhibition sein Membrum betasten, während der triebstarke Schwachsinnige bei der Exhibition seine Opfer schüchtern hie und da auszugreifen versucht. Bei den beiden anderen Fällen hat die Exhibition fast bloß den Sinn einer onanistischen Handlung, welche bei diesen phantasiearmen Schwachsinnigen durch den Anblick von Frauen in einem Zustand wegen Alkoholnachwirkung und verhinderten Sexualverkehrs gesteigerter Sexualität ausgelöst worden war. Möglich ist es, daß wenigstens bei einem Fall auch ein naiver Stolz auf den Besitz eines großen Membrums die Demonstration desselben veranlaßte.

Drei von diesen Fällen wurden unzurechnungsfähig und einer vermindert zurechnungsfähig erklärt; der Letztere wurde mit Gefängnis bestraft, bevormundet und wurde seit 1921 einmal rückfällig. Von den drei anderen wurden zwei nach ihrer Begutachtung im Jahre 1922 der Aufsicht eines Vormundes oder Arztes unterstellt. Einer von ihnen wurde seither einmal rückfällig. Vom Vierten, der 1917 begutachtet worden war, wurden keine weiteren Delikte mehr bekannt. Besondere Maßnahmen wurden in diesem Falle nicht angewandt.

Vier weitere Fälle waren Imbezille, deren Charakter und Leben die *Ängstlichkeit* den Stempel aufdrückt. Alle waren Abkömmlinge von Alkoholikern und wuchsen in sehr schlechten Verhältnissen auf. Auch hier wird in der Mehrzahl der Fälle brutale Behandlung durch die Umgebung verzeichnet. Sie wurden ausgenützt, verstoßen, „wie ein Hund behandelt“, waren deshalb verschüchtert, scheu, mißtrauisch, erbittert und vor allem ausgesprochen ängstlich. Sie hielten es deshalb an keiner Stelle und in keiner Umgebung längere Zeit aus, sondern flohen vor allen Bemühungen, sie an ein seßhafteres Leben zu gewöhnen, gerieten auf die Walze, verlumpten und wurden sämtlich trunksüchtig. Alle waren ledig, während sie exhibierten. Über ihre Sexualität wissen wir nur, daß sie besonders in ängstlichen Stimmungen onanierten, jedoch nur sehr selten wagten, normale Sexualbeziehungen anzuknüpfen. Alle vier standen unter unmittelbarer Alkoholwirkung, zwei von ihnen befanden sich auch infolge schwieriger äußerer Verhältnisse in verzweifelter Stimmung, als sie im Alter von 30 bis 35 Jahren ihre Delikte begingen: Einer pflegte jeweilen ein halbwüchsiges Mädchen zu fragen, ob er auf ihm liegen dürfe, exhibierte dann, wenn ihm das verweigert wurde und ließ sich einmal, ohne zu widerstreben, von der Mutter des Kindes verprügeln. Ein anderer pflegte in Anwesenheit von Kindern oder in seinem beleuchteten Zimmer zu onanieren, der dritte, der sich von der Polizei verfolgt fühlte, zeigte einer Bauernfrau seinen Penis mit der Angabe, daß er ihn am Fluß reinigen müsse. Der vierte war mit 27 Jahren zur mutuellen Onanie verführt, mit 30 Jahren zufällig beim Urinieren von Mädchen beobachtet worden und pflegte dann wiederholt, wenn er sich infolge seiner bedrängten Lage nicht mehr zu helfen wußte und aus Rand und Band gekommen war, vor Schulmädchen zu exhibieren und zu onanieren; dem verhaftenden Polizisten gab er in heller Verzweiflung an, der Teufel treibe ihn zu diesen Handlungen. Bei diesen Delikten ist die Beziehung zwischen Angst, Sexualspannung und Drang, diese auf die erste beste Weise zu lösen, offensichtlich. In diesem Zustande benützten sie, die zu beschränkt waren zu Produktion sexueller Vorstellungen und zu verlottert, als daß sich moralische Hemmungen bei ihnen hätten geltend machen können, die Exhibition.

Drei dieser Patienten hatten vor ihrer Begutachtung in den Jahren 1916, 1919 und 1921 vereinzelte Sexualdelikte begangen. Sie wurden unzurechnungsfähig erklärt und bevormundet; weitere Delikte wurden von ihnen nicht bekannt. Der vierte wurde 1920 vermindert zurechnungsfähig erklärt, bedingt verurteilt, unter Beistandschaft gestellt und seither zweimal wegen neuer Exhibitionsversuche in Strafuntersuchung gezogen.

Eine andere Gruppe von drei Imbezillen zeichnet sich durch ihre *Apathie* als am meisten hervortretendem Symptom aus. Auch hier fanden

wir in der Aszendenz Alkoholismus, daneben Schwachsinn und moralische Defekte. Sie fielen schon in ihrer Jugend durch ausgesprochene
Faulheit und Gleichgültigkeit auf, wurden in Anstalten und Pflegefamilien erzogen; einer vermochte als Handlanger einigermaßen sein
Leben zu sichern, während die beiden anderen zu keiner geregelten Tätigkeit zu veranlassen waren, sondern faul herumlungerten, durch Bettelei
und gelegentliche Diebstähle ihr Dasein zu fristen versuchten. Einer
wurde trunksüchtig. Sie fielen durch ihre hochgradige Gedankenarmut,
die zähe Trägheit und Plumpheit in ihrem körperlichen und psychischen
Verhalten auf. Nur hie und da vermochten sie sich zu einem blöden
Lachen, einer kindischen Freude an Musik, Feuer usw. aufzuschwingen;
sonst verhielten sie sich ausgesprochen stumpf, passiv, zeigten keinerlei
Anhänglichkeit, Dankbarkeit usw. Irgendwelcher feineren Gefühlsregungen waren sie nicht fähig. Körperlich waren sie klein, plump, linkisch, zeigten eine Häufung von Degenerationsmerkmalen.

Auch diese 3 Imbezillen waren ledig, als sie ihre Delikte begingen. Ihre
Angabe, daß sie noch nie Sexualverkehr gehabt hätten, war angesichts
ihres stumpfen, gleichgültigen, völlig passiven Wesens völlig glaubwürdig. Über ihre Sexualentwicklung war sonst nur zu erfahren, daß
einer mit 21 Jahren zur Onanie verleitet worden war. Ihre Delikte begingen sie nur sehr selten, meistens aus ähnlichen Situationen heraus
wie die „Ängstlichen": Einer war auf die Walz geraten und verlumpt;
in leicht alkoholisiertem Zustande pflegte er während einiger Tage jeweilen am gleichen Ort und zur selben Zeit vor einem Schulhofe auf dem
Land zu exhibieren, ohne irgendwelche Vorsichtsmaßregeln anzuwenden.
Ein anderer wurde dazu benützt, Streikposten zu stehen, und exhibierte
dann vor Schulkindern, als es ihm zu langweilig wurde. Auch er blieb
stumpf nach den Exhibitionen an seinem Platze stehen. Der dritte
exhibierte von seinem Zimmer aus, wenn er weibliche Personen vorübergehen sah, und onanierte dann. Alle waren bei der Verhaftung vollständig apathisch und konnten ihre Delikte nur notdürftig begründen.
Der erste behauptete, aus „Täubi" (Ärger) gehandelt zu haben, weil ihm
sein Meister zu wenig Lohn gegeben habe; die anderen gaben an, aus
„Dummheit" und aus „Freude" an den Mädchen exhibiert zu haben.
Beim ersten scheint also ein gewisses primitives Protestbedürfnis die
Exhibition veranlaßt zu haben, dem er nicht auf eine vernünftige Art
Ausdruck verleihen konnte, sondern durch die seinem stumpfen Schwachsinn am besten entsprechende und dem Herausstrecken der Zunge vergleichbare Exhibition. Inwiefern bei diesen Imbezillen ein Gefühl verletzten Selbstbewußtseins und das Bedürfnis, „seinen Mann zu stellen",
zur Exhibition führte, oder inwiefern in der Exhibition gegenüber den
Kindern hier einfach der infantile Zeigetrieb unter dem Einfluß des Alkohols sich auswirkte, wagen wir nicht zu entscheiden. Beim Imbezillen

auf dem Streikposten und bei dem auf seinem Zimmer exhibierenden Schwachsinnigen scheint die Exhibition und Onanie einfach die Reaktion auf den Anblick weiblicher Personen gewesen zu sein; hier, bei diesem phantasiearmen stumpfen Menschen bedurfte es offenbar eines sinnlichen Eindruckes zur Entstehung einer Sexualerregung und deren unmittelbare Lösung durch ohne jede Rücksicht auf die Umgebung vorgenommene Onanie.

Alle drei wurden unzurechnungsfähig erklärt und bevormundet, zwei zudem interniert; vom dritten wurde seit der 1923 vorgenommenen Begutachtung keine weiteren Delikte bekannt.

Zu einer weiteren Gruppe vereinigen sich 4 Debile und 1 Imbeziller, welche durch ihr *kriecherisches, heuchlerisches Verhalten*, durch ihre minderwertige Moral auffallen. Die Mütter zweier dieser Fälle waren schwere Alkoholikerinnen, eine zudem Prostituierte. Ferner waren die Geschwister eines dieser Fälle moralisch schwer defekt. In der väterlichen und mütterlichen Familie eines weiteren Falles kommt Imbezillität und Alkoholismus gehäuft vor. Der vierte dieser Fälle ist unehelich geboren. Alle wuchsen in sehr ungünstiger Umgebung auf, fielen schon in der Schule durch ihr unaufmerksames, scheinheiliges Verhalten, durch schlechte Leistungen und Drückebergerei auf. In der Lehre und in Stellungen, in welchen sie sich als Maler, Schlosser, Fabrikarbeiter betätigten, konnten sie sich nirgends auf die Länge halten, da sie durch ihre Nachlässigkeit oder durch ihre Rechthaberei und Empfindlichkeit sich unmöglich machten. Vier dieser Fälle ließen sich auch öfters Alkoholexzesse zuschulden kommen, verkehrten in schlechter Gesellschaft, in der sie eine gewisse Rolle spielen konnten, die ihrer Eitelkeit fröhnte. Zwei wurden wegen Diebstahles und Schwindeleien wiederholt bestraft. Im Gespräche suchten sie entweder ihren Schwachsinn durch einen Redefluß zu maskieren oder aber sich als Idioten hinzustellen, die für ihre Handlungen nicht verantwortlich gemacht werden könnten. Sie liebten es, dem Arzte gegenüber unterwürfig, heuchlerisch sich zu gebärden, logen ungehemmt, waren scheinbar bieder, betonten ihre Rechtschaffenheit, gaben rührseligerweise alle möglichen Versprechen ab, weinten oder brausten gelegentlich in kindisch frecher Weise auf, um sich gleich nachher in aufdringlich unmännlicher Weise zu entschuldigen. Alle diese Reaktionen vollzogen sich aber in so plumper und ungeschickter Weise, daß sie lächerlich wirkten. Körperlich handelte es sich um größtenteils schmächtige Leute mit einer Reihe von Degenerationsmerkmalen; in ihrem Gesichtsausdruck zeigten sie etwas Lauerndes, Unsicheres, „Verdrücktes".

Diese 5 moralisch-defekten Schwachsinnigen unterscheiden sich nur dadurch von den heuchlerischen, eiteln Psychopathen, daß sie ihre Delikte viel plumper und noch frecher ausführten als jene. Sie zeichneten sich wie jene durch einen sehr früh erwachenden und außergewöhnlich heftigen Sexualtrieb aus, hatten alle schon als kaum der Pubertät entwachsene Burschen reichlichen Sexualverkehr und trieben daneben lebhaft Onanie. Im Gegensatz zu den andern Schwachsinnigen begannen sie ihre exhibitionistischen Handlungen schon zu Beginn der zwanziger Jahre und setzten sie in gehäuftem Maße Jahr für Jahr fort. Schon aus der Tatsache, daß sie während länger dauernden Sexualbeziehungen (Ehe) nicht oder viel seltener exhibierten, geht hervor, daß die Exhibition für sie nicht die Bedeutung einer zwangsläufigen Sexualbetätigungsart besitzt, sondern mehr oder weniger eine Ersatzhandlung darstellt, zu der dann gegriffen wurde, wenn ihnen gerade kein geeignetes Sexualobjekt zur Verfügung stand. Wie bei den entsprechenden Psychopathen läßt sich freilich auch bei ihnen ein gewisser Geltungstrieb, das Bedürfnis sich wichtig zu machen durch die Verletzung des Schamgefühles anderer, nachweisen. Einer pflegte z. B. vor seiner Exhibition halbwüchsige Mädchen sexuell „aufzuklären“ durch Verteilen von Karten, auf welchen männliche und weibliche Genitalien abgebildet waren. Diese „feineren“ Motive treten aber bei den stärker Schwachsinnigen zurück zugunsten der primitiven Absicht, durch das Mittel der Exibition die weiblichen Personen zum Sexualverkehr anzulocken: Ein Imbeziller pflegte denn auch in alkoholisiertem Zustande von Haus zu Haus eines etwas verrufenen Stadtquartieres zu ziehen, vor allen weiblichen Personen zu exhibieren und diese einzuladen, „Sausachen“ zu machen, während zwei Debile sich dann, wenn sie kein Geld für den gewöhnlichen Sexualverkehr hatten oder von ihren Frauen zum Coitus nicht zugelassen wurden, sich an Spielplätze, Schulhöfe usw. zu begeben pflegten und dort vor halbwüchsigen Mädchen exhibierten. Einer dieser Debilen war meistens alkoholisiert, wenn er in aufdringlich-frecher Weise vor allen möglichen weiblichen Personen exhibierte; den Verhaftungen pflegte er sich mit Gewalt zu widersetzen. Typisch für den heuchlerischen Charakter dieser Patienten ist das Entrüstungsgeschrei, in welches einer dieser Debilen ausbrach, als man ihn fragte, ob er beabsichtigt habe, mit seinen jugendlichen Opfern sexuell zu verkehren.

Vier von diesen Fällen wurden vermindert zurechnungsfähig, einer wurde zurechnungsfähig erklärt. Einer vermochte sich nach einer längeren Gefängnisstrafe und nach der Sanierung seiner äußeren Verhältnisse (Alkoholabstinenz) mit Hilfe eines Beistandes zu halten, so daß seit seiner Begutachtung im Jahre 1905 keine weiteren Delikte mehr bekannt wurden. Inwiefern hier auch das zunehmende Alter des Patienten und die damit eventuell verbundene Abnahme des Sexualtriebes mitspielte, läßt sich nicht mehr nachweisen. Drei andere Fälle, bei denen leider vormundschaftliche Maßnahmen nicht angewendet wurden, verbüßten eine Gefängnisstrafe nach der anderen, wurden aber immer wieder rückfällig mit Ausnahme von einem; dieser hatte von seinem 19. bis 33. Jahre häufig exhibiert, wurde aber seither — er ist jetzt 36jährig — nicht mehr rückfällig. Bei einem weiteren, trunksüchtigen Debilen, der jahrelang immer wieder mit Gefängnis bestraft worden war, wurden die Delikte seltener, nachdem er bevormundet worden war.

Eine weitere Gruppe umfaßt 3 *schizoide* Debile, die alle schizophrene Blutsverwandte haben. Die Familie des einen dieser Fälle ist dadurch interessant, daß der Vater ein jähzorniger, verschlossener, ruppiger Mensch war, die Vatersmutter schizophren; die Mutter soll vor den erwachsenen Söhnen exhibiert haben, ein Bruder war Alkoholiker und exhibierte bisweilen; die Schwester sprach auffallend gern und ungehemmt über erotische Dinge. Die Erziehung dieses Patienten war denn auch sehr mangelhaft; sein Leben war unstet und wechselnd. Die anderen Fälle wuchsen in durchaus geordneten Verhältnissen auf und übten ihre einfachen Berufe als Ausläufer und Fabrikarbeiter fleißig und tüchtig aus. Intellektuell fielen sie bald durch eigentümliche Einfälle, bald durch große gedankliche Unklarheit und Sprunghaftigkeit auf, hauptsächlich aber durch ihre geschraubte Ausdrucksweise. Sie verhielten sich äußerst verschieden; der eine war hinterlistig, unberechenbar, scheu und sehr eigensinnig, ein anderer begleitete mit einem monotonen Lächeln und mit linkischen Gebärden seine inhaltlich ärmlichen Gedanken, der dritte war bald gleichgültig, bald sehr gereizt und dann wieder kindlich zutraulich. Der affektive Rapport war mit Allen nicht gut. Während die beiden letzteren neben ihren Exhibitionen keine kriminellen Handlungen sich zu Schulden kommen ließen, war der erste vorbestraft wegen verschiedener Diebstähle und Betrügereien. Körperlich zeigten sie wenig Auffälliges, nur daß der eine, ein stattlich gewachsener Bursche, eine Reihe von Narben zeigte, herrührend von Unfällen, die er sich durch ungeschicktes und unüberlegtes Verhalten zugezogen hatte. Einer fiel durch die Kleinheit, der andere durch die Größe seines Membrums auf.

Einer dieser Debilen, der infolge seines Autismus und seiner großen Ungeschicklichkeit nie Sexualbeziehungen zu Frauen anknüpfen konnte, lief vierzigjährig, in leichtem Alkoholdusel, von dumpfem Kopfschmerz getrieben, nachts einer Frau nach mit entblößtem Penis, immer in einer gewissen Entfernung von ihr sich haltend und ihr beständig: „Hören Sie, hören Sie . . .“ zurufend, und exhibierte noch vor einer anderen Frau. Darüber was er eigentlich bezweckte, wurde er sich nie klar; offenbar diente ihm die Exhibition als Mittel zu einem seiner schizoiden Verschlossenheit und Verschrobenheit entsprechenden „Coitus par distance“. Er wurde unzurechnungsfähig erklärt, der Kontrolle eines Arztes unterstellt und blieb seit der Begutachtung 1920 rezidivfrei. Bei den beiden anderen Fällen gestaltete sich die Sexualentwicklung kompliziert; bei beiden Fällen dürfte während längerer Zeit in ihrer Jugend betriebene mutuelle Onanie bedeutsam gewesen sein: Das Bedürfnis, sich sexuell reizen zu lassen und andere geschlechtlich zu erregen, führte bei einem später zum Drang, beim Onanieren sich durch reale Sexualobjekte — den Anblick halbwüchsiger Mädchen — reizen zu lassen und hie und da ein Mädchen auszugreifen. Es folgten Coitusversuche, jeweilen eingeleitet durch gegenseitige Betastungen, mit einer jungen Frau; als diese aus äußeren Gründen nicht mehr durchgeführt werden konnten, glitt der Patient wieder auf die frühere Stufe des Onanierens im Verborgenen zurück. Nun erwachte wieder das Bedürfnis, sich nicht nur optisch, sondern taktil durch die Mädchen reizen zu lassen; es folgte eine Reihe von Exhibitionen vor halbwüchsigen Mädchen, während welchen diese vom Patienten jeweilen aufgefordert wurden, sein Membrum zu berühren. Patient wurde vermindert zurechnungsfähig erklärt und mit Gefängnis bestraft; er exhibierte nachher nicht mehr, sondern griff einige halbwüchsige Mädchen aus und verkehrte mit einem von ihnen sexuell. Die neue Gefängnisstrafe hat er vor kurzem abgebüßt. Hier stellt die Exhibition nur eine Phase der Sexualentwicklung dar; im Übrigen wechseln sowohl die Sexualobjekte als die sexuellen Betätigungsformen in einer Weise, die nicht einer gewissen Gesetzmäßigkeit entbehrt, aber in ihrer Determinierung durch verschrobene Korrekturversuche den schizoiden Charakter verrät. Auch der andere Debile wurde als Knabe zur mutuellen Onanie verführt, und zwar von einem Mädchen. Mit 17 Jahren wurde er von einer Frau wider seinen eigentlichen Willen zum Verkehr verführt und war dabei trotz intensivem Sexualdrang halb impotent. In der Ehe, die er mit einer viel älteren Kellnerin einging, gelangte er nie, da er sehr mißtrauisch und verschlossen war, zur vollen Sexualbefriedigung, ließ sich oft von der Frau masturbieren, hatte Zeiten „wie wenn Alles strömen und herauslaufen würde", pflegte dann zu onanieren und schließlich auch zu exhibieren, indem er teilweise völlig nackt aus einem Wald gegen Frauen schritt. Die Exhibitionen setzte er schließlich wahllos fort, „immer schärfer und schärfer"; er begründete sie damit, daß er die Frauen zum Verkehr habe anlocken wollen. Diese Motivierung, die wir bei den nicht schizoiden Exhibitionisten fast nie treffen, ist hier insofern glaubwürdig, als die Benützung ungeeigneter und unzweckmäßiger, den Anschauungen und Gewohnheiten der Umwelt nicht im geringsten angepaßter Mittel wiederum den Schizoiden, zugleich aber auch den Debilen charakterisiert. Er wurde im Jahre 1923 vermindert zurechnungsfähig erklärt und bevormundet, wurde aber bald rückfällig (wiederholte Verführung eines Knaben zur mutuellen Onanie) und ließ sich kastrieren. Entgegen den Befunden *Fischers*[32]), welcher bei einigen seiner Kastrationsfällen eine Verstärkung der schizoiden Eigenschaften beobachtete, zeigte dieser Patient nach der Kastration ein sozial besser angepaßtes Verhalten und eine stärkere Anhänglichkeit seiner Familie gegenüber. Er blieb seit der Kastration, 1923, rezidivfrei.

In der letzten Gruppe finden sich zwei *erethische* Imbezille, deren Väter Trinker waren und die nie eine richtige Erziehung genossen hatten. Beide brachen ihre Lehre ab, gerieten auf die Landstraße oder brachten sich als Schenkburschen usw. wenigstens zeitweise durch. Beide waren ausgesprochen haltlos und trunksüchtig. Sie waren äußerst gesprächig, leicht ideenflüchtig, dumm-schlau, hochgradig reizbar, deshalb oft störrisch, sehr anspruchsvoll und leichtfertig, wurden als Prahlhänse, Aufschneider und „Gefühlsakrobaten" geschildert. Der eine brach immer wieder in Schimpfsalven aus, der andere schrieb mit schwungvollen Buchstaben aus der Haft die längsten Liebesbriefe. Beide waren wegen allerhand kleinerer Delikte (Diebstähle, Landstreicherei) vorbestraft. Sie waren klein und flink, zeigten äußerst lebhafte Gebärden; der eine hatte bei der psychiatrischen Untersuchung eine floride Gonorrhöe.

Beide hatten einen außerordentlich heftigen Sexualtrieb. Der Imbezille hatte, infolge seines starken Intelligenzdefektes und da er schon früh völlig verlumpte, seltener als ihm lieb war, Gelegenheit, auf normale Weise geschlechtlich zu verkehren; dazu kam noch, daß er bei seinem starken Alkoholmißbrauch bisweilen impotent war. Mit 39 Jahren, in völlig heruntergekommenem Zustande, begann er seine sexuellen Angriffe gegen halbwüchsige Mädchen zu richten „zur Freude der Kinder, und weil diese gut zu gebrauchen sind". Er pflegte durch Demonstrationen seines Penis ihr Interesse zu wecken, griff sie dann bisweilen aus oder versuchte sogar mit ihnen zu verkehren. Die Exhibition diente ihm also entweder als Ersatzhandlung für den normalen Geschlechtsverkehr oder als Einleitung zu demselben. Seinem erethischen Temperament hätte die gewöhnliche passive Exhibition nicht entsprochen. Der erethische Debile beging eine Serie von Exhibitionen, während er an akuter Gonorrhöe litt, welche ihm den sonst reichlich betriebenen Sexualverkehr und die Masturbation verunmöglichte. Er pflegte auf der Straße den Eiter auszudrücken und sich dann plötzlich gegen an ihm vorbeigehende Frauen zu wenden. Typisch ist die Antwort des Imbezillen auf die Frage, weshalb seine Manipulationen strafbar seien: „Weil die Kinder bis zur Konfirmation nicht wissen dürfen, daß der Mann einen Geschlechtsteil hat". Der Imbezille wurde (1905) unzurechnungsfähig erklärt und interniert; weitere Delikte von ihm wurden nicht bekannt. Der Debile wurde im Jahre 1920 zurechnungsfähig erklärt, unter Vormundschaft gestellt und blieb bis jetzt rezidivfrei. Seine Exhibitionen hatten offenbar lediglich die Bedeutung einer dumm-frechen Ersatzhandlung für den durch seine Gonorrhöe verunmöglichten Sexualverkehr. Er ist mit Hilfe seines Vormundes sozialer geworden und „verlobt" sich durchschnittlich jedes Vierteljahr.

Beim Überblick über die Gruppe der Schwachsinnigen ergeben sich verschiedene Tatsachen, durch welche sie sich von der Psychopathengruppe unterscheiden: Eigentliche Gewohnheitsexhibitionisten finden sich bei den Schwachsinnigen viel seltener als bei den Psychopathen, nämlich bloß in 15%, dafür aber in 20% der Fälle solche Schwachsinnige, die bloß ein- oder zweimal exhibierten. Natürlich muß auch hier mit der Möglichkeit gerechnet werden, daß von ihnen mehr Delikte begangen wurden, als zur Anzeige gelangten; andererseits verhielten die meisten dieser Patienten infolge ihres Schwachsinnes sich bei ihren Delikten so ungeschickt, daß sie viel leichter erwischt werden konnten als intellektuell normale Psychopathen. Die Gewohnheitsexhibitionisten gehörten vorwiegend zu der Gruppe der moralisch Defekten, welche mit der entsprechenden Psychopathengruppe die größte Ähnlichkeit aufweist; auch bei den übrigen Schwachsinnigen ergaben sich eine Reihe charakterologischer Beziehungen zu den Psychopathengruppen. Schon die Zusammenhänge zwischen erblicher Belastung — im wesentlichen mit Alkoholismus, intellektuellem und moralischem Schwachsinn — und Sexualdelikten waren aber bei diesen Schwachsinnigen lange nicht so eindeutig wie bei vielen Psychopathen, und ihre Sexualität, in welcher sich die allgemeine Entwicklungshemmung dieser Patienten äußert, zeigte viel mehr Ähnlichkeiten mit der vielgestaltigen Sexualität der Kinder als diejenige der Psychopathengruppe, welche durch Anlage und die verschiedensten inneren und äußeren Einflüsse in den meisten Fällen prägnanter geformt und bestimmter gerichtet war. Daraus erklärt sich, daß bei den Schwachsinnigen „traumatische Erlebnisse", wie sie für viele Psychopathen bedeutungsvoll wurden, sozusagen nie nachgewiesen werden konnten, daß, wie schon erwähnt, sich verhältnismäßig wenig Gewohnheitsexhibitionisten in dieser Gruppe finden und daß „reine" Exhibitionen nur bei zwei Drittel der Schwachsinnigen nachweisbar sind, während beim Rest mit der Exhibition zugleich oder mit ihr abwechselnd andere Sexualhandlungen wie besonders mutuelle oder passive Masturbation, Ausgreifen usw. verbunden wurden. Da somit die Exhibition nicht wie bei vielen Psychopathen sich gleichsam fließend aus dem Charakter dieser Patienten entwickelt, sondern bei der Mehrzahl der Schwachsinnigen bloß eine unter mehreren sexuellen Betätigungsformen darstellt, ist es begreiflich, daß hier gewissen Gelegenheitsursachen der Exhibition eine wesentlich größere Bedeutung zukommt als bei den Psychopathen. Unter diesen steht die Alkoholwirkung an erster Stelle: 13 von den 21 Schwachsinnigen (62%) exhibierten unter der Wirkung oder Nachwirkung des Alkoholmißbrauches, wodurch einerseits die eventuell vorhandenen sittlichen Hemmungen beseitigt und zugleich der Sexualtrieb gesteigert wurde. Weitere wichtige Gelegenheitsursachen ergeben sich aus sexuellen Schwierigkeiten in der Ehe; ein Drittel der Schwachsinnigen —

die anderen blieben ledig — begann erst im Verlauf ihrer Ehe zu exhibieren. Einige dieser verheirateten Patienten nahmen sexuelle Spielereien, besonders mutuelle Onanie, die sie in ihrer Jugend betrieben hatten, in der Ehe wieder auf; es bildeten sich daraus eigentliche Gewohnheiten, die unter gewissen Umständen — Krankheit oder Abwesenheit der Frau, Alkoholisierung — öffentlich und mit andern Sexualobjekten vorgenommen wurden. Bei andern wurde durch die Ehe die Gewöhnung an häufige Sexualbetätigung bewirkt, so daß sie bei sexuellen Schwierigkeiten — Ablehnung des Verkehrs durch die Frau, Impotenz usw. — die Sexualspannung auf andere Art, nämlich durch Exhibition zu lösen gedrängt wurden. Schließlich ist auch auf die schwierige äußere Lage zu verweisen, durch welche einige Imbezille in einen Zustand der Verzweiflung und völliger Hilflosigkeit gerieten, in dem sie mit und ohne Alkoholisierung die letzte Hemmung verloren und dem ersten besten Antrieb zum Opfer fielen.

Charakteristisch für die Schwachsinnigen ist auch der durchschnittlich viel spätere Beginn der Exhibitionsdelikte. Die meisten exhibierten während der dreißiger Jahre; nur einer, ein moralisch defekter Heuchler, begann schon mit 19 Jahren. Der älteste exhibierende Schwachsinnige war 27jährig und bezeichnenderweise ein erethischer Imbeziller. Die Delikte selbst zeichnen sich nicht nur dadurch aus, daß sie verhältnismäßig häufig mit anderen Sexualhandlungen kombiniert begangen wurden, sondern auch dadurch, daß sie verhältnismäßig häufig am gleichen Ort und zur gleichen Zeit wiederholt wurden. Natürlich darf man hieraus nicht auf einen Zwangsmechanismus schließen, sondern hier wirkte sich die Gedankenarmut, die Bequemlichkeit und plumpe Unvorsichtigkeit der Schwachsinnigen aus. Viel häufiger als die Psychopathen, nämlich in fast der Hälfte der Fälle, pflegten die Schwachsinnigen bei ihren Exhibitionen zu sprechen. Eine weitere Eigentümlichkeit der Schwachsinnigen bei ihren Exhibitionen ist die, daß sie noch öfters als die Psychopathen, nämlich in zwei Drittel der Fälle, nur vor Kindern, meistens vor mehreren und sehr jungen, zu exhibieren pflegten, offenbar deshalb, weil sie sich nicht an Erwachsene heranwagten oder weil diese geistig unentwickelten Menschen überhaupt eine Vorliebe für Kinder zu bezeugen pflegten. Es ist interessant nachzuweisen, daß die kühneren Erethiker und moralisch Defekten sich hauptsächlich an erwachsene Frauen heranmachten, während insbesondere die Apathischen und Ängstlichen vor Kindern zu exhibieren pflegten. Wie sich der Schwachsinn in der Reaktion der Patienten auf ihre Delikte und besonders in ihrer Begründung, weshalb sie diese begangen und warum sie strafbar sind, charakteristisch äußert, wurde schon oben vermerkt.

Praktisch wichtig ist die Beeinflussung der Häufigkeit der Delikte durch die verschiedenen Maßnahmen: Zwei dieser Fälle wurden zurechnungsfähig erklärt und mit Gefängnis bestraft; einer derselben, der nicht bevormundet wurde, rezividierte sehr häufig und wurde ohne jeden Erfolg immer wieder bestraft. Beim andern zurechnungsfähig Erklärten wurden vormundschaftliche Maßnahmen ergriffen; er blieb rezidivfrei.

Alle 8 vermindert zurechnungsfähig Erklärten wurden mit Gefängnis bestraft; 7 exhibierten nach der Begutachtung und Bestrafung mehr oder weniger häufig weiter. Von diesen 7 waren 3 bevormundet; 1 wurde der Aufsicht der Angehörigen unterstellt, 1 ließ sich freiwillig verbeiständen, 1 wurde vorübergehend interniert und bei 1 wurden keinerlei Maßnahmen ergriffen. Bei einem der Bevormundeten wurde später die Kastration durchgeführt, worauf weitere Delikte ausblieben.

Von den 11 unzurechnungsfähig Erklärten und nicht Bestraften wurden bei keinem weitere Delikte bekannt. Bei 9 von ihnen wurden vormundschaftliche Maßnahmen angewendet, während 2, die nur ein- oder zweimal exhibiert hatten, bloß verwarnt wurden.

Dieses Resultat zeigt, daß die administrative Behandlung der schwachsinnigen Exhibitionisten mit Vormundschaft, ärztlicher Kontrolle usw. ein besseres Resultat in bezug auf Rezidive verbürgt als die strafrechtlichen Maßnahmen. Dabei sind aber wichtige Einschränkungen zu machen: Es handelt sich bei den nach der Begutachtung Rezidivierenden durchweg um moralisch Minderwertige. Da bei ihnen der moralische Defekt stärker ausgeprägt war als der Schwachsinn und andere pathologische Symptome, mußten sie dem Sinn der geltenden Strafbestimmungen gemäß ganz oder vermindert zurechnungsfähig erklärt werden, d. h. es wurden gerade diejenigen Fälle mit Gefängnis bestraft, bei denen infolge ihres angeborenen sittlichen Defektes die Voraussetzungen für die Wirksamkeit der über sie verhängten Strafe ganz oder teilweise fehlten. Dazu kommt noch, daß von diesen 10 ganz oder vermindert zurechnungsfähig Erklärten mit der Strafe bei 6 Fällen administrative Maßnahmen angewendet wurden, und daß sie doch rückfällig wurden. Freilich wurden nur 4 von diesen 6 rezidivierenden Fällen bevormundet, die beiden übrigen bloß der viel weniger wirksamen Aufsicht eines freiwilligen Beistandes oder der Familienangehörigen unterstellt. Schließlich ist auch darauf zu verweisen, daß von den Unzurechnungsfähigen zwei durch Kastration und drei durch Internierung an der Möglichkeit, neue Delikte zu begehen, verhindert wurden. Trotz diesen Einschränkungen bleibt aber im ganzen die Tatsache bestehen, daß die administrative Behandlung der schwachsinnigen Exhibitionisten bedeutend bessere Resultate in bezug auf die Verhinderung neuer Sexualdelikte ergab als die strafrechtliche Verfolgung. Infolge der Gefängnisstrafen gehen die meisten dieser Patienten ihrer Stellen verlustig, werden deshalb leicht auf die Landstraße getrieben und verlottern völlig. Andererseits werden durch eine Bevormundung die äußeren Verhältnisse, die ja für die Entstehung der Delikte oft bedeutsam sind, saniert und gefestigt; dem Alkoholmißbrauch, der gerade bei den Schwachsinnigen eine der wichtigsten Gelegenheitsursachen für ihre Delikte bildet, kann mit Hilfe eines Vormundes viel rascher und energischer gesteuert werden, die Internierung in geschlossene Anstalten und auch die Kastration kann leichter durchgeführt werden.

Durch diesen Hinweis auf die Wirksamkeit der strafrechtlichen und administrativen Maßnahmen wurde zugleich das Wichtigste über die „Therapie" der schwachsinnigen Exhibitionisten vorweggenommen. Eine ärztliche Behandlung, wie sie für die Psychopathen und andere Exhibitionisten sehr wichtig sich erwies, hat bei diesen schwachsinnigen Fällen schon deshalb wenig Aussicht auf Erfolg, weil die intellektuellen Voraussetzungen zu einer eingehenden Psychotherapie fehlen, und weil auch die finanziellen Mittel, die eine solche Behandlung erfordert, meistens nicht vorhanden sind. Wir erinnern in diesem Zusammenhang noch einmal an die günstige Wirkung der Kastration bei drei schweren Fällen; es ist klar, daß zu diesem Mittel nur dann gegriffen wurde, wenn alle anderen Maßnahmen versagten und wenn die betreffenden Patienten selbst damit einverstanden waren. Da aber von diesen Schwachsinnigen sowieso kein wertvoller Nachwuchs zu erwarten war, sind hier prinzipielle Bedenken gegen die Vornahme der Kastration ohnehin kaum berechtigt. Schließlich muß, da erfahrungsgemäß bei debilen Exhibitionisten oft das Eingehen einer Ehe angeraten wird, darauf hingewiesen werden, daß damit meistens das Gegenteil des beabsichtigten Erfolges erzielt wird, indem, wie oben näher ausgeführt wurde, durch diese Maßnahme alte Sexualgewohnheiten leicht wieder belebt, die Patienten an eine stärkere Sexualbetätigung gewöhnt und allerhand sexuelle Schwierigkeiten ausgelöst werden, welche neue Sexualdelikte veranlassen können.

III. Schizophrene.

Von den 70 Exhibitionisten unseres Materials wiesen 10 in geringerem oder größerem Maße die Symptome einer schizophrenen Prozeßpsychose auf; außer durch ihre verhältnismäßig kleine Zahl fallen diese 10 Exhibitionisten dadurch auf, daß sich unter ihnen kein einziger „Gewohnheitsexhibitionist" befindet, sondern 2 Fälle, die vor ihrer Verhaftung bloß einmal exhibierten, 3 welche kurz hintereinander, also serienweise exhibierten und 5, die während einer größeren oder kleineren Zahl von Jahren hie und da ihre Exhibitionen vornahmen. Schon diese Tatsache läßt vermuten, daß sich bei diesen Schizophrenen keine so engen und unmittelbaren Beziehungen zwischen Charakter und Delikten nachweisen lassen, daß also nicht, wie wir dies beim großen Teil der Psychopathen und einigen Schwachsinnigen feststellen konnten, die Exhibition sich als gleichsam selbstverständliche Auswirkung der Charaktereigenschaften bezeichnen läßt. Diese Tatsache kann nicht überraschen, wenn man bedenkt, wie zerrissen und unberechenbar die Psyche des Schizophrenen ist, so daß hier, obwohl sich besonders bei den leichteren Fällen eine Reihe von Anklängen an die Charaktermerkmale der „typischen" Exhibitionisten feststellen läßt, charakterologische Abgrenzungsversuche a priori nicht durchgeführt werden können. Ein Einteilungsversuch der schizophrenen Exhibitionisten wird also nach dem Entstehungsmechanismus und dem „Sinne" der Exhibition vorgenommen werden müssen, aus welchem sich dann naturgemäß wenigstens eine gewisse Ähnlichkeit einzelner Fälle ergeben wird.

Zwei dieser Fälle waren ausgesprochen dement, als sie ihre Delikte begingen. Der eine war mit 17 Jahren schizophren erkrankt, hatte dann eine Menge zerfahrener, paranoider Ideen geäußert, großartige Pläne entwickelt unter dem Einfluß von massenhaften Gehörshalluzinationen. In der Anstalt pflegte er sich immer die Kleider zu zerreißen und stereotyp Nase und Hände zu reiben, bis diese stark anschwollen. Schließlich konnte er seinen Angehörigen übergeben werden; diese überwachten ihn zu wenig, so daß er einst mit entblößtem Penis ganz in sich selbst versunken auf einer Bank sitzend vorgefunden wurde. Nachdem er einst, 24jährig, vor einer Frau exhibiert und diese von ihrem Gefährt herunter zu reißen versucht hatte, wurde er von neuem interniert, exhibierte dann zeitweise, völlig dement geworden, gegen den Anstaltsflügel zu, in welchem die weiblichen Kranken untergebracht sind. Er beschäftigte sich sehr viel mit seinen Exkrementen, die er auf irgend eine Weise mit dem weiblichen Geschlecht in Beziehung brachte. Der andere schwer demente Schizophrene, ein von jeher sehr scheuer, in sich verschlossener Mensch, der als Jüngling erkrankt war, exhibierte 30jährig vor zwei Schulmädchen, nachdem er sich leicht alkoholisiert und ihnen zugerufen hatte, er wolle ihnen etwas zeigen. Die Ausführungsweise beider Delikte erinnert stark an diejenigen der Schwachsinnigen; während beim ersten die Exhibition offenbar die Coitusabsicht ausdrückte, handelt es sich beim zweiten um die sexuelle Spielerei eines Dementen, der infolge seines Autismus sich nicht mehr mit der Umwelt in Beziehung setzen kann und deshalb primitiven Trieben unter Alkoholeinfluß nachgibt. Eine „Regression" auf infantile Sexualgewohnheiten (Reiben, Beschäftigung mit den Exkrementen) zeigt auch der erste Patient. Beide Kranken wurden dauernd interniert und deshalb von eventuellen neuen Delikten abgehalten.

Zwei weitere Fälle waren ebenfalls ausgesprochene Autisten und wiesen zugleich in hebephrener Verzerrung die Eigentümlichkeiten der infantil-scheuen und unbeholfenen Psychopathen auf, als sie ca. 20jährig zu exhibieren begannen, nachdem sie in exzessiver Weise onaniert hatten. Mit zunehmender schizophrener Verblödung begann der eine beim Anblick von Frauen zu onanieren, wobei er zunächst sein Membrum verdeckte, es durch ein Taschenloch und schließlich durch die Hosenöffnung steckte. Der andere masturbierte sich zuerst in Anwesenheit von Kindern und Frauen viertelstundenlang unbekümmert, indem er sich durch diese irgendwie körperlich gereizt wähnte; schließlich begnügte er sich damit, ohne seine Umgebung irgendwie zu beachten und ohne zu onanieren, sein Glied zu entblößen und zwar jeweilen dann, wenn er bei neuer Steigerung seiner Krankheit außer Rand und Band gekommen war. Beide wurden unzurechnungsfähig erklärt; bei einem, bei welchem auf weitere Maßnahmen verzichtet wurde, wurden seit dem Jahre 1907, beim anderen, der vorübergehend interniert war, seit dem Jahre 1923 keine weiteren Delikte mehr bekannt.

Bei einer dritten Gruppe von Schizophrenen handelt es sich um zwei Hebephrene, welche im Alter von 32 Jahren serienweise exhibierten. Beide waren schizophren schwer belastet, verschlossen, sehr zerfahren und äußerst reizbar, besonders auch in sexueller Beziehung, und hatten durch Impulsivhandlungen und läppische Einfälle schon allerhand Unheil angerichtet. Beide waren verheiratet, hatten mit ihren Gattinnen lebhafte Sexualbeziehungen, ließen sich aber auch in verschiedene außereheliche Sexualbeziehungen ein in schizophrener Unbekümmertheit, während sie ihren Frauen gegenüber sich in sexueller Beziehung teilweise übertrieben schamhaft gebärdeten. Während eines Streites mit seiner Frau, in schwieriger geschäftlicher Lage, exhibierte der eine jeweilen auf dem Gang zur Arbeit zur selben Zeit und am gleichen Ort vor erwachsenen Frauen, denen er bekannt war, ohne die geringsten Vorsichtsmaßregeln zu ergreifen. Über den Sinn der Delikte war er sich nicht klar und konnte sich an diese auch nicht mehr genau erinnern. Er bezeichnete sie, wohl mit Recht, als „dummen Einfall", hervorgerufen durch ein vages Protestbedürfnis gegenüber seiner Frau und den mißlichen Zeitverhältnissen, denen er die Schuld am schlechten Gang seines Geschäftes beimaß. Dazu kam, daß er sich damals in einer Art Ausnahmezustand mit ängstlicher Depression und starken Kopfschmerzen befand, in welchen er sich nicht so stark wie sonst sexuell zu befriedigen mochte. Bei der Exhibition war er angeblich sexuell nicht erregt, masturbierte sich auch nicht nachher, sondern beließ es bei dem einfachen Exhibieren, nach welchem er sofort auf seinem Rad fortzufahren pflegte. Er wurde unzurechnungsfähig erklärt, ärztlicher Kontrolle unterstellt und ließ sich seit der Begutachtung im Jahre 1923 keine weiteren Delikte mehr zu Schulden kommen. Auch der andere Schizophrene dieser Gruppe hatte vor seiner Ehe sich sexuell eifrig betätigt, während der Ehe aber seiner Frau die eheliche Treue nie gebrochen; trotzdem verfolgte ihn diese mit glühender Eifersucht und suchte nach einem Vorwand, um sich von dem Patienten, mit dem sie wegen seines äußerst unberechenbaren und auffallenden Verhaltens in beständigem Streit lebte, zu scheiden. Der Kranke quälte sie dadurch, daß er allerhand fingierte Liebesbriefe mit obszönem Inhalt, sowie unsittliche Bilder in ihrem Haus herumfahren ließ; schließlich kam er auf den Einfall, sich polizeilich genau überwachen zu lassen, um der Frau den „amtlichen Beweis" liefern zu können, daß sie ihn zu Unrecht verdächtige. Nun hatte er vernommen, daß ein Exhibitionist polizeilich beobachtet werde; er fertigte sich deshalb aus Kautschuk einen Riesenpenis an und exhibierte mit diesem an einer Reihe von Tagen vor Schulmädchen, bis er verhaftet wurde; irgendeine sexuelle Erregung will er bei diesen Demonstrationen nicht gespürt haben. Wir erwähnen den Fall hauptsächlich der Kuriosität halber; er scheint zu zeigen, wie die Exhibition von Schizophrenen des sexuellen Inhaltes entäußert und in typisch verschrobener Weise als Mittel für irgendeinen Zweck verwendet werden kann. Immerhin lassen sich aus der Tatsache, daß dieser Patient mit Vorliebe unsittliche Briefe und Bilder herumliegen ließ, gewisse Schlüsse auf „psychische Exhibition" — diese fanden wir nie bei unseren typischen Exhibitionisten — ziehen, der hier wie bei anderen Patienten ein Protestbedürfnis gegenüber der Frau zugrunde lag. Nicht unwesentlich ist die Tatsache, daß sich auch dieser Patient, als er „exhibierte", in einer Steigerung seines schizophrenen Prozesses befand, der ebenfalls von Kopfschmerzen und fugueartigen Zuständen begleitet war. Der erste Patient wurde unzurechnungsfähig erklärt; der zweite erst nach Abbüßung der kleinen Strafe psychiatrisch untersucht. Beide blieben (seit 1923) rezidivfrei.

Bei den 6 übrigen Fällen steht die Exhibition in engem Zusammenhang mit der Onanie. Bei der Hälfte dieser Fälle handelt es sich um ganz autistisch lebende jüngere Männer, die noch nie den Versuch gemacht hatten, sich auf normale Weise sexuell zu betätigen. Einer von ihnen, ein schwer verschrobener schwerhöriger Bauernknecht, welcher sich mit allerhand unsinnigen Erfindungen befaßte, benützte die Onanie dazu, um seine endogenen Erregungen abzuführen. Er wähnte, daß durch Lufteinblasungen, die wegen seines Gehörleidens vorgenommen wurden, seine Hodensekretion so stark angeregt werde, daß er sich der „überflüssigen Säfte" durch Masturbation entledigen müsse. Wenn er nun „besser hören" wollte, schluckte er Luft und onanierte ohne jede Rücksicht auf die Umgebung; „denn wenn ich nicht herausgemacht habe, bin ich ganz verrückt geworden." Bisweilen wurde er durch den Anblick von Frauen und Kindern, besonders wenn er Alkohol getrunken hatte, sexuell erregt und onanierte dann unmittelbar öffentlich, um weder schwerhöriger noch verrückter zu werden. Wiederholt wurde er auch völlig nackt in der Sonne liegend vorgefunden, sich stereotyp auf den Penis schlagend, „weil ich taub war wegen der Schmiere" (Sperma). Dieser autistische verschrobene Mensch bezweckte offenbar mit der Exhibition keinerlei Wirkung auf seine Umgebung auszuüben, sondern ließ sich ganz durch seine Wahnideen dabei bestimmen. Der Patient wurde unzurechnungsfähig erklärt und im Jahr 1923 bevormundet; weitere Delikte wurden von ihm nicht bekannt. Ein anderer Hebephrener fiel schon früh durch seine Verschlossenheit und seine überschwängliche Frömmigkeit auf, die wie alle seine Äußerungen etwas Krampfhaftes und Gekünsteltes hatten. Er litt intensiv unter seinem Zwang zur Onanie und versuchte allerhand Mittel, um diesen loszuwerden, trat z. B. als Sittlichkeitsprediger auf, um sein Laster so öffentlich zu verdammen. Trotzdem er äußerst scheu war, vermochte er sich während einiger Jahre mit einer Witwe in Sexualbeziehungen einzulassen und konnte während dieser Zeit auf die Onanie verzichten. Nach der Verheiratung dieser Frau fiel er wieder in seine Onanie zurück. Die zunehmende Zerfahrenheit und intellektuelle Verödung, die Äußerungen seiner Schizophrenie, führte er auf seinen starken Spermaverlust infolge Onanie zurück. Zufälligerweise sah er sich einst durch eine Frau beim Entkleiden beobachtet, was ihm ein solches Gefühl der Befriedigung gewährte, daß er ohne Onanie sich beruhigen konnte. Er begann nun im Alter von 25 bis 27 Jahren, jeweilen bei hereinbrechender Nacht, zu exhibieren, indem er sich, oft in der Nähe einer Laterne, in allen möglichen Winkeln der Stadt aufstellte. Bisweilen begab er sich auch völlig nackt nachts auf die Straße und verfolgte aus einer gewissen Entfernung die einzelnen Frauen. Er befand sich damals in einer Stimmung, in der ihm „alles verleidet, so gleich war". Die Erektionen und Ejakulationen, die anfänglich während der Exhibition spontan aufgetreten waren, blieben später aus. Durch die Exhibition erreichte er daher schließlich eine sexuelle Befriedigung ohne Spermaverlust und führte diese in immer hemmungsloserer Weise aus. Es ist bezeichnend für diesen sonst sehr anständigen, gewissenhaften und frommen Menschen, daß er sozusagen nie an die Möglichkeit einer Schädigung seiner Opfer dachte, sondern starrsinnig sich ganz darauf einstellte, seine Onanie, wegen der er sich die schwersten Gewissensbisse gemacht hatte, zu bekämpfen — durch das Mittel der Exhibition! Er wurde unzurechnungsfähig erklärt, unter Kontrolle gestellt und wurde erst in jüngster Zeit bei zunehmender Zerfahrenheit rückfällig. In der Untersuchungshaft hatte er ein religiöses Erlösungserlebnis. Als er in der psychiatrischen Untersuchung auf den Schaden, den er angerichtet, aufmerksam gemacht wurde, fiel er in einen schweren Depressionszustand.

Dieser Fall zeigt Ähnlichkeit mit dem folgenden eines jugendlichen Hebephrenen, der ebenfalls ziemlich zurückgezogen lebte und die psychischen Veränderungen, die er an sich beobachtete, auf die Onanie zurückführte; diese übte er angeblich ohne sexuelle Phantasien aus, nachdem Kameraden darüber gesprochen hatten. Infolge seines sehr jugendlichen Aussehens wurde er in dem Verein, in welchem er sich sehr oberflächlich bewegte, als Statist in Frauenkleidung verwendet; dabei fühlte er eine angenehme sexuelle Erregung, pflegte daher mit 20 Jahren zeitweise in Frauenkleidung in die Stadt zu gehen; traf er dann Frauen, so verband sich die sexuelle Reizung beim Anblick der Frauen mit einem lustvollen Gefühl der Beschämung, so daß er bisweilen exhibierte, worauf eine Ejakulation erfolgte. Durch die Exhibition scheinen sich hier in schizophrenem Widerspruch zwei Bedürfnisse zu erfüllen: Der autistische phantasiearme Patient wurde einerseits durch das Tragen von Frauenkleidern und durch den realen Anblick von Frauen sexuell so gereizt, daß er ohne manuelle Hilfe sich sexuell befriedigen konnte. Andererseits erzielte er ein Gefühl der Beschämung, das die Gewissensbisse, welche seine Onanie veranlaßte, abschwächte. Er wurde unzurechnungsfähig erklärt und unter ärztliche Kontrolle gestellt. In der Untersuchungshaft erlebte er ebenfalls eine religiöse Erleuchtung. Seit der Begutachtung im Jahre 1923 exhibierte er nie mehr, trug aber einst unter seinem Herrenmantel eine Frauenschürze, die er in Anwesenheit von weiblichen Personen zeigte, worauf er ein stark lustbetontes Schamgefühl erlebte, ohne daß er wieder exhibiert hätte. Auch hier wurde also die Exhibition in echt schizophren-verschrobener Weise als Mittel gegen die (manuell angeregte) Onanie, die zu Gewissenskonflikten geführt hatte, gebraucht. Einen weiteren Fall von paradoxer Motivierung der Exhibition wollen wir ausführlich darstellen.

Fall 10. M. W., geboren 1893, Kommis. Vater verschrobener Sonderling, dessen Brüder schizophren. Ein Bruder des Patienten hat sich suizidiert, eine Schwester einen Selbstmordversuch gemacht.

Patient verlor in jungen Jahren seine Mutter, wurde von rechtschaffenen Pflegeeltern erzogen und erhielt dann eine Stiefmutter, die ihn aufs Schlimmste mißhandelte, hungern ließ und prügelte, zumal er Bettnässer war. In der Schule fühlte sich der intellektuell begabte, aber sehr schwächliche und überempfindsame Knabe zurückgesetzt, wurde von seinen Kameraden verlacht, geplagt und zur Onanie verleitet. Er galt schon als Schüler für „verrückt", zog sich überall zurück, war sehr scheu, ängstlich, übertrieben empfindlich, brauste, wenn er sich ungerecht behandelt fühlte, plötzlich zu loderndem Zorn auf, trotzte, schimpfte, schlug wild drauf los, floh triebhaft in die Wälder, machte Selbstmordversuche, flüchtete schließlich aus dem Haus. Nachdem er in verschiedenen Lehrstellen infolge seiner Zerfahrenheit und Unruhe, aber auch wegen seiner Schwerfälligkeit, mitbedingt durch übertriebene Gewissenhaftigkeit versagt, oder sie nach kleinen Streitigkeiten — er pflegte in seiner übergroßen Aufrichtigkeit alles zu sagen, was ihm nicht gefiel — verlassen hatte, fristete er ein jämmerliches Dasein in verschiedenen Hotels, reiste 15jährig allein nach Frankreich, brachte sich kümmerlich durch als Laufbursche, Kammerdiener, Kuhhirt, Fabrikarbeiter, Hotelangestellter usw., wurde in eine Hafenstadt getrieben, wo er, unerfahren und ganz auf sich allein angewiesen, den schlimmsten Elementen ausgeliefert war, die ihn in jeder Weise mißbrauchten, zu Diebereien und homosexuellem Verkehr mit List und Zwang verführten. Seine innere Unruhe, ein primitiver Freiheitsdrang, Angst- und Verzweiflungsanfälle trieben ihn immer wieder fort, nach Italien, England, Deutschland und Österreich. 21jährig kehrte er infolge des Kriegsausbruches in die Schweiz zurück. In den Militärdiensten, die er nun absolvierte, galt er als „Spinner" und Sonderling; er fiel durch eigentümliche Einfälle und Handlungen auf: Er stellte plötzlich das Gesuch, seinem ertrunkenen Bruder nachforschen zu dürfen, behauptete, zum Gründer eines internationalen Presseunternehmens berufen zu sein, verließ in der Nacht seinen Posten, um nackt herumzuwandeln und zu baden, las demonstrativ in der Bibel, wenn andere zoteten, und mußte schließlich wegen eines ungenügend motivierten Wutausbruches, in welchem er seine Waffe zertrümmerte und seine Kleider wegwarf, aus der Armee entfernt werden. Verschiedene Stellen verließ er jeweilen rasch. Seine schweren Verstimmungen verstärkten sich nach dem unglücklichen Ausgange eines „platonischen" Liebesverhältnisses und dem Zusammenbruch seines Geschäftes: Er wurde zeitweise wie „verstört", schloß sich tagelang ein und aß nichts, trieb sich nächtelang, oft völlig nackt, in der Stadt und ihrer Umgebung herum, machte verschiedene Selbstmordversuche. Er wurde zunehmend mißtrauischer, fühlte sich überall beobachtet, wähnte seine Gedanken übertragen und auf die Frauen einen unwiderstehlichen Einfluß ausüben zu können. Er ließ sich von einer mütterlichen Freundin betreuen, hielt viel auf sein Äußeres, war meistens übertrieben sparsam, konnte dann aber wieder große Geldsummen verspielen. Er besuchte fleißig religiöse Kreise, spielte in der „inneren Mission" eine große Rolle, las Bücher über Philosophie, Religion, Moral und Sexualität, hielt Vorträge gegen den „sittlichen Zerfall" des heutigen Geschlechtes, den er einer „beißenden Kritik" unterzog, fühlte den Zwang in sich, zu predigen, seine strengen moralischen Grundsätze allen Leuten aufzudrängen, wollte sich selber „bis zur letzten Tiefe" erforschen, ließ sich deshalb astro-, phreno- und graphologisch beurteilen. Während dieser Zeit, im Alter von 27—29 Jahren, beging er eine Reihe von Exhibitionen, indem er gewöhnlich abends oder nachts in der Nähe der Stadt jeweilen vor einer einzelnen Frau sein Hemd in die Höhe zog und an seinem Penis manipulierte oder völlig nackt sich einzelnen oder mehreren Fräuleins zeigte. Hier und da beleuchtete er sein Membrum mit einer Taschenlaterne. Er wurde schließlich verhaftet, nachdem er mitten in der Stadt nach einer Weihnachtsfeier nachts seine Notdurft verrichtet hatte; er war nur mit Mantel, Hose und Schuhen bekleidet. Seine Vergehungen, auch diejenigen, die nie angezeigt worden waren, gab er bald zu.

In der psychiatrischen Untersuchung fiel er, ein kräftig gebauter junger Mann, durch seine starre Mimik und seinen eigentümlich verbohrten Blick auf. Bedächtig, oft in salbungsvollem Predigtton, mit ungewöhnlichen gesuchten Ausdrücken, an denen er beständig nörglerisch herumfeilte, und mit übertriebener Exaktheit, oft in abgerissener Weise schilderte er sein Leben; er hatte darüber einen mit feiner pedantischer Schrift, in geschraubtem Stil geschriebenen Bericht verfaßt, in welchem sentimentale Ergüsse, leidenschaftliche Ausbrüche, Selbstbeschuldigungen, Vorwürfe gegen die Gesellschaft, religiöse Bekenntnisse und psychologische Auseinandersetzungen in buntem Gemisch enthalten waren. Mit einem gewissen märtyrerhaftem Selbstbewußtsein erzählte er, wie er schon als Knabe gequält und verstoßen und wie er vom Schicksal verfolgt worden sei; „mein Geist sann fortwährend auf Rache für das erlittene Unrecht"; er sei dadurch in eine trotzige Verachtung hineingekommen und habe in seinen Wutausbrüchen und seinem unbändigen Freiheitsdrang allerhand Dummheiten angerichtet. — Als Knabe habe

er die größte Freude daran gehabt, nackt herumzuspringen in Gegenwart seiner
Pflegeschwester; auch habe er sich gerne die Hosen zerrissen, um den kalten Luft-
zug auf der bloßen Haut zu spüren. Schon als Kind habe er begonnen, so lang als
möglich Stuhl und Urin zurück zu halten, um angenehme Sensationen dadurch
zu erhalten; seitdem er mit 9 Jahren zur Onanie verführt worden sei, habe er
diese exzessiv betrieben. Im Ausland sei er zu homosexuellem Verkehr verführt
worden und habe sich so daran gewöhnt, daß er später sich runde Gegenstände
in den Anus gestoßen habe. Seinen Penis habe er als 15jähriger Bursche gern in
seinem warmen Kot gewühlt, habe vorübergehend Sodomie betrieben, sei nackt
in den Wäldern herumgesprungen, mit dem wilden Gefühl des Naturmenschen,
habe sich gesonnt, in den Sümpfen herumgewälzt und sein Gesäß vom Wasser
umspülen lassen. Mit 18 Jahren habe er im Ausland zeitweise mit Dirnen verkehrt,
habe dann in Familienbädern den Reiz des ungezwungenen Lebens schätzen ge-
lernt, habe Naturschriften gelesen und die Bekleidung im Sommer als Äußerung
einer falschen Scham zu beurteilen begonnen. Während er einst krank im Bett
lag, habe er bemerkt, wie eine Frau im gegenüberliegenden Hause ihn beobachtete.
Er habe nun den Fensterladen so gestellt, daß sie seine Onanie beobachten konnte,
während er sich an ihrem Interesse weidete. Nach der Rückkehr in die Schweiz
habe er jeden Verkehr mit Frauen als eine Sünde vermieden, sei aber in den zu-
nehmenden verzweifelten Stimmungen, besonders bei starken Gewittern, nackt
im Freien herumgestrichen oder über Dächer an Kammern vorbeigegangen, in
welchen Mädchen schliefen. Gerade wegen seines schlechten Gewissens infolge
dieses unsittlichen Verhaltens habe er in der Öffentlichkeit so streng Stellung
gegen die zunehmende Unsittlichkeit genommen. Durch seine Exhibitionen habe
er sich wohl sexuell befriedigen wollen und den Reiz jeweilen dadurch gesteigert,
daß er Urin und Kot krampfhaft zurückgehalten habe. Er habe aber nie vor beliebigen Frauen exhibiert, sondern nur vor solchen, die sich ihm durch ihre Kleidung
und ihr Gebaren als Dirnen oder leichtfertige Personen verraten hätten. Mit den
Exhibitionen habe er diesen Frauen gleichsam einen Spiegel vorhalten, gegen sie
und die Vertreter der öffentlichen Moral, die meistens selbst schmutzige Menschen
seien, protestieren wollen. Seine Delikte habe er nur bereut, wenn es bei ihm dadurch zu einem Samenerguß gekommen sei. Er habe mit den Exhibitionen hauptsächlich dann begonnen, nachdem er unschuldigerweise in eine Strafuntersuchung
eines solchen Deliktes gezogen und dabei in alle Einzelheiten dieser Handlung
eingeweiht worden sei. Die Menschen mit ihren Strafen seien ihm gleichgültig,
Gott allein dürfe ihn richten.

Patient wurde anfangs 1923 unzurechnungsfähig erklärt und ärztlicher Kontrolle unterstellt; weitere Delikte von ihm wurden nicht bekannt.

Wir müssen darauf verzichten, die vielfachen Beziehungen zwischen
den Charaktereigentümlichkeiten dieses Kranken und denjenigen der
psychopathischen Exhibitionisten im einzelnen anzuführen. Die Schizophrenie des Patienten macht sich gerade in der eigentümlichen Kombination dieser Charaktermerkmale, in der Zerrissenheit, Uneinheitlichkeit,
dem Reichtum an Widersprüchen in seinem Seelenleben bemerkbar. Wir
finden neben der schweren schizophrenen Belastung die mannigfachen
Qualen und Mißhandlungen, welche der überempfindsame, weichliche
Kranke in seiner Jugend erdulden mußte, die damit zusammenhängende
Ängstlichkeit und Scheu, ferner schon frühe die verschiedensten Protest-
und Triebhandlungen und Verzweiflungsausbrüche, eine sentimentale

Liebesbedürftigkeit, dann wieder ein absprechendes, kaltes, nörglerisches Benehmen, übertriebene Sparsamkeit, plötzliche Verschwendungssucht, Pedanterie und Minutiosität, Übergewissenhaftigkeit, Eitelkeit und Selbstgerechtigkeit, abwechselnd mit völliger Haltlosigkeit und Passivität. Er spielt die Rollen des Naturburschen, des kalten Intellektuellen und Vernunftmenschen, des frommen Märtyrers und Sittenrichters in bunter Abwechslung oder Verbindung. Bei seinen Exhibitionen, mit denen er im Alter von etwa 30 Jahren beginnt, und die er serienweise durchführt, spiegelt sich teilweise schon in der Art und Weise, wie er sie ausführt, ihre vielfache Determinierung. Eine starke analerotische Komponente ist unverkennbar neben der primitiven, von ihm während des ganzen Lebens betätigten Freude am nackten Herumlaufen. Die Onanie, der er sich exzessiv hingegeben, wirkt sich darin natürlich ebenfalls aus. Das Hauptmotiv aber, welches alle diese infantilen Sexualbetätigungen durch das Mittel der Exhibition zum Ausdruck bringt, ist ein schizophren paradoxes: In der Rolle des religiösen Sittenpredigers, die er nach einem ausschweifenden Leben mit den verschiedensten sexuellen Betätigungsformen annimmt, will er durch die Exhibition gewissen durch Gang und Kleidung ihm als dirnenhafte Charaktere imponierenden Frauen gleichsam einen Spiegel vorhalten und durch die exzessiv schamlose Gebärde der Exhibition gegen die überhandnehmende Schamlosigkeit des weiblichen Geschlechtes protestieren. Dadurch erreichte er wie die andern schizophrenen Exhibitionisten neben der sexuellen Befriedigung einen moralischen, sie einigermaßen rechtfertigenden Zweck.

Während bei den Psychopathen für die Entwicklung des Exhibitionismus sowohl eine eigenartige Veranlagung als auch bestimmte Einflüsse der Umgebung und spezifische Erlebnisse sich als sehr bedeutungsvoll erwiesen, und während bei den meisten Schwachsinnigen der Exhibitionismus sich als eine durch bestimmte Gelegenheitsursachen ausgelöste Teilerscheinung der allgemeinen Entwicklungshemmung offenbarte, muß für die Genese des Exhibitionismus bei der schizophrenen Gruppe die Prozeßpsychose verantwortlich gemacht werden. Hinweise auf ungünstige Milieueinflüsse, durch welche die Kranken in ihrer Jugend unterdrückt, verängstigt und dadurch in eine passive Einstellung zum Leben gedrängt worden sind, fehlen zwar nicht, finden sich aber nur bei zwei von diesen 10 Fällen. Traumatisch wirkende Erlebnisse, wie sie für viele Psychopathen charakteristisch sind, lassen sich hier nur selten feststellen, und die Gelegenheitsursachen spielen hier nicht eine so große Rolle wie bei den Schwachsinnigen: Akute oder chronische Alkoholisierung scheint z. B. nur bei 2 Fällen, die zudem deutlich dement waren, die Delikte mit veranlaßt zu haben. Dagegen waren wiederum Schwierigkeiten in der Ehe bei den beiden verheirateten Schizophrenen ein wichtiger Beweggrund für die Auslösung der Exhibition. Es handelte sich dabei aber nicht wie bei den meisten verheirateten Schwachsinnigen oder Psychopathen um sexuelle Schwierigkeiten (Impotenz, Verweigerung des Sexualverkehrs usw.), sondern um allgemeine seelische Konflikte, wie sie bei Geisteskranken häufig vorkommen. Es ist denn auch charakteristisch, daß die Exhibition in diesen beiden Fällen nicht der Befriedigung des Sexualtriebes diente, sondern lediglich ganz allgemein den Protest gegen das andere Geschlecht symbolisierte. Überdies befanden sich beide Fälle in einem akuten schizophrenen Schub. Bei dem größten Teil der Fälle ist es der schizophrene Prozeß, welcher die Patienten anpassungsunfähig macht, ihre Beziehungen zur Umwelt lockert oder zerreißt; der Autismus wirkt sich in einer ähnlichen Lebensungeschicklichkeit und Passivität aus wie die Veranlagung und die Milieufaktoren bei manchen Psychopathen. Die Exhibition hat dann entweder die Bedeutung der ohne jede Rücksicht auf die Umgebung vorgenommenen, von dieser aber irgendwie (oft wahnhaft) angeregten Onanie, oder sie ist der Ausdruck für eine Art distanzierten Sexualverkehrs. Am häufigsten aber ist die Exhibition doppelt determiniert: Sie dient der sexuellen Befriedigung und zugleich dem andern Zweck, das durch die Onanie verletzte Gewissen zu beschwichtigen, z. B. der Bekämpfung der Masturbation, der Erregung des Schamgefühls und dadurch der Selbstbestrafung, dem Protest gegen die unsittliche Kleidung des weiblichen Geschlechtes. In dieser doppelten und paradoxen Motivierung der Exhibition äußern sich die schizophrene Verschrobenheit und Ambivalenz. Die Ausführungsweise der Delikte bietet wenig Eigentümlichkeiten, die bei nichtschizophrenen Exhibitionisten nicht vorkommen. Auffallend ist, daß — was wir schon bei einem schizoiden Debilen vermerkt haben — fast ein Drittel bisweilen in völlig nacktem Zustande exhibierte, daß der Mehrzahl gleichgültig war, ob sie gesehen wurde, und daß fast alle Schizophrenen bei den Delikten eine außergewöhnliche Unvorsichtigkeit zeigten, wie wir sie nur bei den Schwachsinnigen, aber aus ganz anderen Gründen, beobachteten. Als Opfer dienten nur in 2 Fällen ausschließlich Kinder; diese Delikte wurden von schwer Dementen begangen, von denen einer — als einziger Schizophrener — wie die Schwachsinnigen die Kinder durch Worte auf sich aufmerksam machte. Zwei weitere Fälle, die vor Kindern und Erwachsenen exhibierten, befanden sich in einem frischen schizophrenen Schub, zum Teil mit leichter Benommenheit; die Erinnerung an die Delikte war dann getrübt. Die Reaktion auf die Delikte ist insofern charakteristisch, als die Verhaftung und die psychiatrische Untersuchung bei den meisten Fällen mehr oder weniger schwere Depressionszustände auslöste. Die Hälfte der schizophrenen Exhibitionisten erlebte in der Untersuchungshaft religiöse Erleuchtungen und andere ekstatische Zustände oder schloß sich nach den Untersuchungen religiösen Gemeinschaften an.

Alle 19 schizophrenen Exhibitionisten wurden unzurechnungsfähig erklärt, 2 von ihnen dauernd interniert, der Rest bevormundet oder ärztlicher Kontrolle unterstellt. Dafür, daß nur von einem der 8 Nichtinternierten Rückfälle bekannt wurden, muß zunächst die Tatsache verantwortlich gemacht werden, daß die Mehrzahl der Fälle erst in den letzten Jahren begutachtet wurden, so daß die Bewährungsfrist zu kurz ist, als daß man sichere Schlüsse hinsichtlich der Prognose dieser Fälle ziehen dürfte. Andererseits fanden wir, wie schon bemerkt, bei keinem dieser Fälle vor der Begutachtung eine so große Zahl sich während Jahren folgender Delikte wie bei gewissen Psychopathen, und die Delikte wurden bei der Mehrzahl der Schizophrenen aus ganz bestimmten Einstellungen heraus begangen, die einer ärztlichen Behandlung mehr oder weniger zugänglich waren. Gerade bei den schizophrenen Exhibitionisten erweist sich also eine fortwährende ärztliche Kontrolle als unerläßlich; damit diese richtig durchgeführt werden kann, und damit die besonders bei den nicht internierungsbedürftigen dementen Fällen mitwirkenden äußeren Verhältnisse geordnet bleiben, sind auch hier vormundschaftliche Maßnahmen meistens angezeigt.

IV. Alkoholiker.

Wir hatten schon oft Gelegenheit, auf die Bedeutung des Alkohols als einer der wichtigsten Gelegenheitsursachen der Exhibitionen hinzuweisen. Insbesondere waren es Schwachsinnige, und zwar die moralischdefekte Gruppe derselben, welche häufig und bisweilen ausschließlich in alkoholisiertem Zustande zu exhibieren pflegten.

Durch den chronischen Alkoholismus werden gewisse Charaktereigenschaften dieser Gruppe, z. B. die Neigung zu Ausreden, zum Prahlen, zur Weichherzigkeit und Rührseligkeit, Symptome, welche ja auch der gewöhnliche chronische Trinker zeigt, notwendigerweise verstärkt, und im Zustand akuter Alkoholisierung fallen jene ohnehin schwachen Hemmungen weg, welche die Ausführung des Deliktes unter Umständen würden verhindert haben. Es scheint aber, daß die durch den chronischen Alkoholismus bedingten psychischen Veränderungen *allein* zur Entstehung des chronischen Exhibitionismus nicht genügen. Denn in der Literatur sind sozusagen keine solchen Fälle verzeichnet, und auch in unserem Material fanden sich bloß 2 Fälle, bei denen keine abnormen Erscheinungen außer ausgesprochenem chronischem Alkoholismus nachgewiesen werden konnten. Es ist aber bezeichnend, daß es sich hier nicht um „reine" Exhibition und um eigentliche Gewohnheitsexhibitionisten handelt; sondern die Delikte eines dieser Fälle erinnern an die von

540 J. E. Staehelin:

Laugier[33]) beschriebenen Exhibitionen: Es handelt sich um einen 62jährigen chronischen Alkoholiker mit Prostatahypertrophie und Cystitis, welcher während einer Phase gesteigerter Trunkenheit neben einem öffentlichen Abort an seinem Penis so herummanipulierte, daß er von weiblichen Passanten, um die er sich nicht kümmerte, gesehen werden mußte. Der gleiche Patient lief ein anderes Mal ohne Schuhe und Strümpfe in verlotterter Kleidung in der Stadt herum. Mit der Exhibition schien also keine Absicht verbunden zu sein, Frauen zu reizen oder sich zu erregen durch das Bewußtsein, von ihnen gesehen zu werden. Sondern es handelt sich lediglich um ohne Rücksicht auf die Umgebung vorgenommene Versuche, den verhinderten Urinabgang manuell zu fördern. Dieser Fall gehört also in die Rubrik jener vielen Alkoholiker, die im Rausch öffentlich onanieren oder urinieren und dann von weiblichen Personen gesehen und angezeigt werden. Die Zusammenhänge pflegen hier so klar zu sein, daß diese Delinquenten dem Psychiater nie zugewiesen werden. Der andere Fall betrifft einen chronischen Alkoholiker, der, ursprünglich gut veranlagt und in geordneten Verhältnissen lebend, mit zunehmender Trunksucht versimpelte, seine Stellungen verlor, schließlich sein Leben notdürftig als Packer fristete und wegen seiner Gewalttätigkeit, Faulheit und Frechheit wiederholt behördliche Maßnahmen veranlaßte. Seitdem er mit 18 Jahren zum Sexualverkehr von einer älteren Frau verführt worden war, gab er sich einem in jeder Beziehung ausschweifenden Leben hin. Er liebte es, sich in ihrem Zimmer entkleidende Frauen durch das Fenster zu beobachten, machte sie dann durch Pochen auf sich aufmerksam und exhibierte vor ihnen in der Absicht, sie zum Sexualverkehr anzureizen; gingen sie nicht darauf ein, so pflegte er vor ihnen zu onanieren. Hie und da urinierte er auch demonstrativ auf der Straße vor vorübergehenden Frauen. Mit einer „Kriegswitwe", seinem „Verhältnis", pflegte er in Anwesenheit ihrer Kinder alle möglichen Sexualhandlungen vorzunehmen. Er gehörte also zu den durch schweren Alkoholismus völlig schamlos gewordenen und hemmungslos den primitiven Bedürfnissen ausgelieferten Menschen, bei welchen die Exhibition — im Gegensatz zu ihrer Bedeutung bei den meist übertrieben schamhaften Psychopathen — hauptsächlich den Anreiz zum Coitus oder als Surrogat desselben dient.

Beide Fälle wurden im Jahr 1920 unzurechnungsfähig erklärt. Der erste Fall wurde bevormundet, während einiger Monate interniert; weitere Delikte wurden von ihm nicht bekannt; der zweite Fall wurde der Kontrolle eines Arztes und der Trinkerfürsorgestelle unterstellt, kümmerte sich aber um deren Zitationen nicht, beging neue Delikte und besserte sich erst, nachdem er bevormundet worden und mit korrektioneller Versorgung bedroht worden war; er war vor der Begutachtung wiederholt erfolglos mit Gefängnis bestraft worden.

V. Organische.

Von den 4 Organischen unseres Materials litten drei an einfacher seniler und einer an postapoplektischer Demenz. Wir untersuchten, ob auch bei diesen organischen Fällen die für die Exhibitionisten typischen Charaktereigenschaften nachgewiesen werden und mit ihren Delikten in Beziehung gebracht werden könnten. Der Einfluß der organischen Demenz ließe sich dann mit der Wirkung auslösender Ursachen, z. B. des Alkoholismus, bei solchen prädisponierten Exhibitionisten vergleichen.

Nun haben wir jedoch schon darauf hingewiesen, daß die meisten unserer nichtsenilen Exhibitionisten ihre Delikte im Alter von 20 bis 40 Jahren begingen, während Exhibitionen nach dem 50. Lebensjahr nie vorkamen, und zwar auch nicht bei solchen Gewohnheitsexhibitionisten, welche nicht durch äußere Umstände wie Internierung usw. am Exhibieren verhindert wurden, daß sich hier offenbar die Abnahme des Sexualtriebes geltend mache. Es ist also schon deshalb a priori nicht zu erwarten, daß bei den organischen Fällen lediglich eine latent gebliebene krankhafte Anlage zur Exhibition unter dem Einfluß der hemmungslösenden Demenz offenbar wird. Tatsächlich zeigte keiner der Fälle, soweit wir über ihr Vorleben orientiert sind, vor dem Beginn des Seniums Charaktereigenschaften, welche an diejenigen der Psychopathengruppe erinnern; nur ein leicht Dementer galt von jeher als mißtrauischer Sonderling, der sich von seinen Familienangehörigen verachtet und verstoßen fühlte und ein einsames Junggesellenleben führte; sein eigentümliches Verhalten mußte aber hauptsächlich mit seiner angeborenen Schwerhörigkeit in Beziehung gesetzt werden. Die übrigen Fälle hatten ein unauffälliges Leben geführt; keiner der vier Fälle war in sexueller oder moralischer Beziehung vor dem Beginn der Demenz aufgefallen; zwei waren verheiratet, einer verwitwet, als sie ihre Delikte begingen. Der Sonderling hatte angeblich deshalb nicht geheiratet, weil er sich zu „schwach" fühlte, um ein Weib auf die Dauer sexuell zu befriedigen. Alle waren Jahre vor dem Beginn ihrer Delikte impotent.

Die Delikte von drei dieser Fälle erinnerten an diejenigen der angeboren Schwachsinnigen, die ja naturgemäß sich am ehesten mit den organisch Dementen vergleichen lassen, und deren Exhibitionen auch fast nie „rein" waren und schon deshalb, trotz gewissen charakterologischen Ähnlichkeiten, sich nicht wie bei manchen Psychopathen unmittelbar aus dem Charakter der Fälle „ableiten" ließen, sondern mit der allgemeinen Entwicklungshemmung in Beziehung gebracht werden mußten. Diese „kindisch" gewordenen Greise fielen auf jene infantilen sexuellen Betätigungsformen zurück, welche die meisten angeboren Schwachsinnigen entweder nie verlassen oder unter der Mitwirkung von allerhand Gelegenheitsursachen — Einflüsse der Ehe, des

Alkoholismus usw. — wieder aufgenommen hatten. Dafür, daß der leichter demente 70jährige Sonderling auf diese Spielereien verfiel, dürfte zunächst seine von jeher bestehende „Liebe" zu den Kindern, die Reaktion auf seine mißtrauische verbitterte Einstellung den Erwachsenen gegenüber, verantwortlich gemacht werden. Mit dem beginnenden Senium nahm diese Sympathie eine immer deutlicher erotisch werdende Färbung an: Er lockte die Kinder mit Geldgeschenken und Süßigkeiten in sein Zimmer, zeigte ihnen später seinen Penis, fragte sie, ob ihr Vater auch einen solchen habe, kitzelte die Mädchen am Bauch und an den Genitalien, zeichnete nackte Männer- und Frauenfiguren auf ihre Tafeln und ließ sie mit emporgehaltenen Röcken um ihn im Kreis herummarschieren. Die durch Süßigkeiten und diese Schaustellungen belustigten Kinder drängten sich ihm schließlich direkt auf. Seine Delikte entschuldigte er damit, daß er „damals so schwächlich gewesen sei".

Bei 2 weiteren Fällen ließ sich keine solche psychologisch verständliche Liebe zu den Kindern nachweisen. Der eine, ein 84jähriger Greis, war schwer verblödet; der andere, ein 65jähriger Postapoplektiker, war starker Alkoholiker. Beide gingen bei ihren Exhibitionen sehr blöde vor: Sie versammelten die Schulmädchen auf der Straße, versprachen, ihnen Schönes zu zeigen und ihnen zu erzählen, „woher die Kinder kommen, und wie sie gemacht werden", hießen sie dann den Penis betrachten, liebelten mit demselben — „komm, mein lieber Schnuggerli" —, gaben allerhand sexuelle „Aufklärungen", prahlten, daß das Membrum so lang werde, daß man den Roßmetzger zum Abschneiden holen müsse usw. Sie wurden teilweise durch die Kinder direkt zu ihren Exhibitionen provoziert und konnten sich stundenlang damit beschäftigen, ohne an die Möglichkeit einer Überraschung zu denken. Bei der Verhaftung gaben sie an, nichts zu wissen oder bloß uriniert zu haben oder von den Kindern geplagt worden zu sein. Charakteristisch für die Exhibitionen dieser Senilen dürfte somit sein, daß diese nicht „rein" waren, daß sie sie, wie die meisten Schwachsinnigen, vor Kindern vornahmen, während der Manipulation allerhand Zoten rissen oder „Sexualaufklärung" aus blöder Prahlsucht und Wichtigtuerei trieben. Während der leichter Demente die Kinder zum Zeigen auch ihrer Genitalien veranlaßte und die Vorstellungen in seinem Haus vornahm, begnügten sich die stark Verblödeten mit der Exhibition ihres Membrums auf der Straße und etwa der Aufforderung an die Kinder, dieses zu betasten. Daß diese drei Fälle stark schwerhörig waren, hat vielleicht insofern die Entstehung der Exhibition begünstigt, als sie hauptsächlich auf optische und taktile Reize angewiesen waren.

Ein weiterer, leichter Senil-Dementer, der an Angina pectoris und Prostatahypertrophie litt, pflegte in seinen Angstanfällen oder bei starkem Urindrang die Kleider aufzureißen und dann mit entblößtem Glied

an Schulkindern vorbeizulaufen. Ob es sich hier lediglich um senile Unvorsichtigkeit und Egozentrizität oder um einen Zusammenhang zwischen
Angst und Exhibitionsdrang — Patient war auch seit Jahren impotent —
handelte, ließ sich nicht entscheiden.

Alle 4 Patienten wurden unzurechnungsfähig erklärt; einer wurde
interniert, die anderen bevormundet oder sonst genauer Kontrolle unterstellt. Weitere Delikte von ihnen — sie hatten alle im Verlauf einiger
Wochen exhibiert — wurden nicht bekannt.

VI. Epileptiker.

In der Literatur wird auf die Epilepsie als Basis des Exhibitionismus
großes Gewicht gelegt; Seiffer[11]) fand z. B. unter den von ihm selbst
untersuchten und in der Literatur bis 1899 beschriebenen 75 Exhibitionisten 18 Epileptiker. Das Delikt erfolgte bei ihnen entweder im
Dämmerzustand oder periodisch als „psychisches Äquivalent" oder aber
unabhängig von Ausnahmezuständen. Wir waren deshalb überrascht,
in unserem Material bloß einen Epileptiker und einen epileptoiden
Schwachsinnigen zu finden. Der Epileptiker stammte aus epileptischer
Familie, Anfälle traten bei ihm erst auf, nachdem er trunksüchtig geworden war. Der überdies an leichtem intellektuellem Schwachsinn
leidende Mann war mit 46 Jahren fast impotent geworden und hatte,
um den Sexualverkehr vollziehen zu können, jeweilen durch Masturbation eine Erektion hervorrufen müssen. In endogenen Verstimmungen,
in welchen er jeweilen sexuell gereizt war und sich zudem zu alkoholi-
sieren pflegte, masturbierte er sich einmal im Anschluß an die Urin-
entleerung, in Gegenwart einer jungen Frau; ein andermal forderte er
ein Schulmädchen auf, seinen Rock zu heben, um es austasten zu können.
In seinen Ausnahmezuständen wurde offenbar, wie bei manchen Schwachsinnigen und den Organisch-Dementen, der primitive Zeige- und Schau-
trieb wirksam. Beim ersten Delikt mag auch eine dunkle Erinnerung
an die vor seinen Coitusversuchen ausgeführten Manipulationen mit-
gespielt haben. Der Kranke wurde, 1922, unzurechnungsfähig erklärt,
ärztlich behandelt, zur Alkoholabstinenz verpflichtet und blieb bis jetzt
rezidivfrei.

Der andere Fall, ein Schwachsinniger mit epileptiformen Krampf-
anfällen und Dämmerzuständen, pflegte jeweilen, wenn er alkoholisiert
war, zu exhibieren oder andere perverse Sexualhandlungen vorzunehmen;
er fiel durch sein übertriebenes Schamgefühl und seine große Scheu auf.
Er entrüstete sich, wenn junge Leute verschiedenen Geschlechtes mit-
einander sprachen, und lief scheu weg, sobald er Frauen begegnete. In
der psychiatrischen Untersuchung war er sehr unsicher, verlegen, täp-
pisch-scheu, weinte leicht oder keifte dann wieder in schwächlicher Weise,

erinnerte also stark an das Verhalten der gewöhnlichen Exhibitionisten. Er wurde unzurechnungsfähig erklärt und zu ärztlicher Behandlung verpflichtet, brach aber diese rasch ab und wurde wiederholt rückfällig. Dieser Fall veranlaßt uns, auf gewisse charakterologische Ähnlichkeiten zwischen Epileptikern und exhibitionistischen Psychopathen aufmerksam zu machen: Bei beiden finden wir oft die Neigung zur Pedanterie, übertriebener Gewissenhaftigkeit, eine gewisse Ungeschicklichkeit und Umständlichkeit, eine ausgesprochene Egozentrizität, Wehleidigkeit, intensives religiöses Fühlen, eine schwächliche Rechthaberei und anderes mehr. Es ist daher möglich, daß von anderen Autoren gewisse Exhibitionisten als Epileptiker diagnostiziert wurden, die wir zu den Psychopathen rechnen, so daß sich daraus die sonst auffallenden Unterschiede in bezug auf die Häufigkeit der Epileptiker unter den Exhibitionisten erklären. Immerhin fand z. B. auch *Strasser*[2]) unter 138 von ihm untersuchten Fällen von sexuell Abnormen bloß 3 Epileptiker. Es sei in diesem Zusammenhang auch darauf hingewiesen, daß wir bei einigen dieser Psychopathen, z. B. bei einem stark mit Epilepsie belasteten, eine medikamentöse Epilepsiebehandlung versucht haben, ohne daß wir einen dauernden Erfolg hätten beobachten können.

Zusammenfassung.

1. Die Arbeit stellt sich die Aufgabe, bei den 70 Exhibitionisten, die während der Jahre 1903 bis 1923 in der Psychiatrischen Klinik und Poliklinik Zürich begutachtet wurden, nicht bloß die Entwicklungsmechanismen und die Bedeutung der Exhibitionen zu untersuchen, sondern, besonders bei den „essentiellen" psychopathischen Exhibitionisten, die charakterologischen Grundlagen und Auswirkungen des Exhibitionismus darzustellen.

2. Daraus ergab sich die Möglichkeit, bei den 31 *Psychopathen* folgende Gruppen abzugrenzen:

a) 5 als *typische* Exhibitionisten bezeichnete Fälle, die stärker oder schwächer alle Charaktermerkmale der Exhibitionisten in sich vereinigen, während bei den anderen Gruppen jeweilen einzelne solcher Eigenschaften stark dominieren. Sie waren überempfindlich, scheu, bald nachgiebig, bald schwächlich-aufbegehrerisch, ungeschickt, Unangenehmem ausweichend, eifersüchtig, willensschwach, kleinlich, pedantisch, bald ängstlich, zaghaft, bescheiden, bald prahlerisch und anspruchsvoll, eitel, stark von Stimmungen abhängig. Alle onanierten intensiv und waren übertrieben schamhaft. Sie exhibierten, fast alle gewohnheitsmäßig und früh beginnend, aus einer infantilen Triebeinstellung oder aus Protest oder um Aufsehen zu erregen. Prognose ziemlich schlecht.

b) 4 „*infantile*" Fälle, die naiv, egozentrisch, übergewissenhaft, schüchtern, anlehnungsbedürftig, weich- und treuherzig, fromm waren, und bei denen durch gewisse Sexualerlebnisse die kindliche Einstellung ihres schwachen Sexualtriebes reaktiviert wurde. Prognose ziemlich günstig.

c) 3 *Ängstliche*, Zaghafte, die während Depressionszuständen durch Exhibieren teils (bei einem impotent Gewordenen) zu einer Erektion gelangen konnten, teils in ihrer ängstlichen Spannung triebhaft öffentlich onanierten. Gute Prognose.

d) 4 *Unbeholfene mit gesteigerter affektiver Erregbarkeit und Retentionsfähigkeit* und Anpassungsunfähigkeit, minderwertiger Moral, Egoismus, bei denen die Exhibition relativ spät begann, meist als Protestreaktion auf erlittene Unbill in der Ehe. Prognose ziemlich ungünstig.

e) 2 *Schlaffe, Passive*, gedankenarm, gleichgültig, die durch Exhibition ihren abnehmenden Sexualtrieb erregen konnten oder träge auf einer durch Erlebnisse bedingten Sexualeinstellung beharrten. Schlechte Prognose.

f) 2 *Überenergische*, krampfhaft aktive, moralisch gut veranlagte Intellektuelle, die, sobald in Erschöpfungszuständen die „Überkompensation" versagte, typisch exhibitionistische Charaktermerkmale zeigten und delinquierten. Gute Prognose.

g) 6 *Eitle, selbstgefällige Heuchler* und Haltlose, die alle „negativen" Charaktereigenschaften der typischen Exhibitionisten in sich vereinigten und meistens aus Prahlsucht und frechem Geltungstrieb exhibierten. Schlechte Prognose.

h) 3 *Masochisten*, die weich, opferbereit, feinfühlig waren, einen lebhaften Sexualtrieb besaßen und durch Exhibieren bei sich (und beim Opfer?) Schmerzen erzielen wollten. Gute Prognose.

i) 1 *Sadist*, unruhig, scheu, haltlos, intellektuell und moralisch stumpf, der während oder abwechselnd mit sadistischen Handlungen exhibierte. Schlechte Prognose.

3. 74% dieser Psychopathen waren erblich belastet, 68% seitens der Eltern, mit Psychopathie (exkl. sexuell. Anomal.) bei 58%, Alkoholismus bei 42%, sexuellen Abnormitäten oder sexueller Haltlosigkeit bei 32%, Schizophrenie bei 19%, intellektuellem Schwachsinn bei 10% und Epilepsie bei 2%. Intellektuell standen 13% über, 42% unter dem Durchschnitt, moralisch 45% über, 39% unter dem Durchschnitt. Die Gewohnheitsexhibitionisten (29%) besaßen eine stärkere Belastung und eine schlechtere Moral als die 32% gelegentlich und die 29% episodisch Exhibierenden. Das Verhalten der einzelnen Gruppen bei den Delikten und die Reaktion auf dieselben ergibt typische Unterschiede. Bei einem Drittel der Fälle wirkte Alkohol mit. 22% waren chronische Onanisten. Die Ehe konnte die Fortsetzung der Delikte nicht verhindern, bei einzelnen sie sogar provozieren. 42% rezidivierten nach der Begutachtung.

4. Bei den 21 *intellektuell Schwachsinnigen* (11 Debile, 10 Imbezille) konnten teilweise ähnliche Gruppen von 4 täppischen Gutmütigen, 4 Ängstlichen, 3 Apathischen, 5 moralisch Defekten, 3 Schizoiden und 2 Erethischen nachgewiesen werden, deren Exhibitionen nur bei zwei Drittel der Fälle „rein", beim Rest mit anderen Sexualhandlungen verknüpft waren und, als Ausdruck der allgemeinen Entwicklungshemmung, unter dem Einfluß des Alkohols (62%), Schwierigkeiten im Leben, speziell in der Ehe u. a. aus primitivem Stolz und Vergeltungstrieb, oft mit Anreden der meist jugendlichen Opfer ausgeführt wurden, bei 15% gewohnheitsmäßig. Nach der Begutachtung wurden 38% rückfällig.

5. Von den 10 *Schizophrenen* exhibierten 2 in schwerer Demenz und 8, bei denen sich viele Charakterzüge der psychopathischen Exhibitionisten in verzerrter Form nachweisen ließen, aus paradoxen, verschrobenen Motiven wie Bekämpfung ihrer Onanie, Erregung ihres Schamgefühls, Protest gegen die Unsittlichkeit der Umwelt usw. 10% wurden nach der Begutachtung rückfällig.

6. Bei 2 *Alkoholikern* und 2 *Epileptikern* ließen sich nur vereinzelt Annäherungen an die exhibitionistischen Charaktereigenschaften feststellen; die Exhibitionen erfolgten meistens in alkoholbedingten Ausnahmezuständen. Bei 4 *organisch Dementen*, die „kindische" Gewohnheiten annahmen und teilweise unter Alkoholeinfluß exhibierten, ließ sich keine Prädisposition im Sinne exhibitionistischer Charaktereigenschaften nachweisen.

7. Die Bekämpfung des Exhibitionismus mit administrativen Maßnahmen (ärztliche Behandlung, Vormundschaft usw.) führt zu bedeutend besseren Erfolgen als die strafrechtliche Verfolgung der Delinquenten: Von den nach der Begutachtung Bestraften wurden 73%, von den Nichtbestraften bloß 20% rückfällig.

Literaturverzeichnis.

[1] *East*, Observations on Exhibitionism. Lancet **27**, 370. 1924. — [2] *Strasser*, Zur Bekämpfung der Sexualdelikte. Schweiz. med. Wochenschr. **54**, 881ff. u. 916ff. — [3] *Müller-Lyer*, Phasen der Liebe. München 1913. — [4] *Mommsen*, Römisches Strafrecht. Leipzig 1899. — [5] *Brunner*, Deutsche Rechtsgeschichte. II. Bd. Leipzig 1892. — [6] *von Liszt*, Lehrbuch des deutschen Strafrechts. 1919. — [7] *Lasègue*, Union méd. 1877. — [8] *Krafft-Ebing*, Psychopathia sexualis 1889. — [9] *Hoche*, Zur Frage der forensischen Beurteilung sexueller Vergehen. Neurol. Zentralbl. **57**. 1896. — [10] *Schäfer*, Vierteljahrsschr. f. gericht. Med. 1895. — [11] *Seiffer*, Über Exhibitionismus. Arch. f. Psychiatrie u. Nervenkrankh. **31**, 405. — [12] *Lalanne*, Les exhibitionistes. Thèse de Paris 1896. — [13] *Ziehen*, Zur Lehre von der psychopathischen Konstitution. Char.-Ann. **34**, 272. — [14] *Thomsen*, zitiert *Seiffer*, Arch. f. Psychiatrie u. Nervenkrankh. **31**, 405. — [15] *Leppmann, F.*, Diskussionsbemerkungen. Neurol. Zentralbl. **39**, 524. — [16] *Rutgers*, Die Ätiologie des perversen Geschlechtstriebs. Ref. Allg. Zeitschr. f. Psychiatrie, Literaturbericht **95**. 1896. — [17] *Leppmann, A.*, Über einen ungewöhnlichen Fall von Exhibi-

tion. Neurol. Zentralbl. **39**, 523. — [18]) *Frank*, Seelenleben und Rechtsprechung. Leipzig 1922. — [19]) *Hirschfeld*, Diskussionsbemerkungen. Neurol. Zentralbl. **39**, 524. — [20]) *Stekel*, Zur Psychologie der Exhibitionisten. Zeitschr. f. Sexualwiss. **7**, 241. — [21]) *Friedländer*, Zwei Exhibitionisten. Dtsch. med. Wochenschr. 1903. — [22]) *Kraepelin*, Lehrbuch der Psychiatrie. Leipzig 1910. — [23]) *Näcke*, Kritisches zum Kapitel der normalen und pathologischen Sexualität. Arch. f. Psychiatrie u. Nervenkrankh. **32**, 356. — [24]) *Siemerling*, Limans Lehrbuch der Psychiatrie. — [25]) *Moll*, Krafft-Ebings Psychop. sex. Stuttgart 1924. — [26]) *Schuster*, Diskussionsbemerkungen. Neurol. Zentralbl. **39**, 524. — [27]) *Heubner*, Untersuchungen an sexuell Abnormen. Arch. f. Psychiatrie u. Nervenkrankh. **68**, 294. — [28]) *Jessner*, Körperliche und seelische Liebe. Leipzig 1924. — [29]) *Freud*, Charakter und Analerotik. — Über Triebumsetzungen insbesondere der Analerotik. Sammlung kleiner Schriften zur Neurosenlehre. 2. u. 4. Folge. 1912. (Berücksichtigt wurden auch andere psychanalytische Schriften.) — [30]) *Allers*, Psychologie des Geschlechtslebens. Kafkas Handbuch der vergleichenden Psychologie. München 1922. — [31]) *Fischer, H.*, Die Wirkungen der Kastration auf die Psyche. Zeitschr. f. d. ges. Neurol. u. Psychiatrie **94**, 275. — [32]) *Adler*, Über den nervösen Charakter. Wiesbaden 1919. — [33]) *Laugier*, Ann. d'hyg. publ., industr. ct soc. 1878, Nr. 106.